U0302201

中国医学临床百家

肖利华 / 著

眼眶爆裂性骨折
肖利华 2019 观点

科学技术文献出版社
SCIENTIFIC AND TECHNICAL DOCUMENTATION PRESS
·北京·

图书在版编目（CIP）数据

眼眶爆裂性骨折肖利华2019观点 / 肖利华著. —北京：科学技术文献出版社，2019. 10

ISBN 978-7-5189-5686-9

Ⅰ.①眼…　Ⅱ.①肖…　Ⅲ.①眼眶疾病—骨折—眼外科手术　Ⅳ.① R779.6

中国版本图书馆 CIP 数据核字（2019）第 123194 号

眼眶爆裂性骨折肖利华2019观点

策划编辑：蔡　霞　　责任编辑：蔡　霞　　责任校对：文　浩　　责任出版：张志平	

出　版　者　科学技术文献出版社
地　　　址　北京市复兴路15号　　邮编　100038
编　务　部　（010）58882938，58882087（传真）
发　行　部　（010）58882868，58882870（传真）
邮　购　部　（010）58882873
官方网址　www.stdp.com.cn
发　行　者　科学技术文献出版社发行　全国各地新华书店经销
印　刷　者　北京虎彩文化传播有限公司
版　　　次　2019 年 10 月第 1 版　2019 年 10 月第 1 次印刷
开　　　本　710×1000　1/16
字　　　数　45千
印　　　张　5.5
书　　　号　ISBN 978-7-5189-5686-9
定　　　价　78.00元

序

Preface

韩启德

　　欧洲文艺复兴后，以维萨利发表《人体构造》为标志，现代医学不断发展，特别是从19世纪末开始，随着科学技术成果大量应用于医学，现代医学发展日新月异，发生了根本性的变化。

　　在过去的一个世纪里，我国现代化进程加快，现代医学也急起直追。但由于启程晚，经济社会发展落后，在相当长的时期里，我国的现代医学远远落后于发达国家。记得20世纪50年代，我虽然生活在上海这个最发达的城市里，但是母亲做子宫切除术还要到全市最高级的医院才能完成；我患猩红热继发严重风湿性心包炎，只在最严重昏迷时用过一点青霉素。20世纪60—70年代，我从上海第一医学院毕业后到陕西农村基层工作，在很多时候还只能靠"一根针，一把草"治病。但是改革开放仅仅30多年，我国现代医学的发展水平已经接近发达国家。可以说，世界上所有先进的诊疗方法，中国的医生都能做，有的还做得更好。更为可喜的是，近年来我国医学界开始取得越来越多的原创性成果，在某些点上已经处于世界领先地位。中国医生已经不再盲从发达国家的疾病诊疗指南，而能根据我们自己的经验和发现，根据我国自己的实际情况制定临床标准和规范。我们越来越有自己的东西了。

要把我们"自己的东西"扩展开来，要获得越来越多"自己的东西"，就必须加强学术交流。我们一直非常重视与国外的学术交流，第一时间掌握国外学术动向，越来越多地参与国际学术会议，有了"自己的东西"也总是要在国外著名刊物去发表。但与此同时，我们更需要重视国内的学术交流，第一时间把自己的创新成果和可贵的经验传播给国内同行，不仅为加强学术互动，促进学术发展，更为学术成果的推广和应用，推动我国医学事业发展。

我国医学发展很不平衡，经济发达地区与落后地区之间差别巨大，先进医疗技术往往只有在大城市、大医院才能开展。在这种情况下，更需要采取有效方式，把现代医学的最新进展以及我国自己的研究成果和先进经验广泛传播开去。

基于以上考虑，科学技术文献出版社精心策划出版《中国医学临床百家》丛书。每本书涵盖一种或一类疾病，由该疾病领域领军专家撰写，重点介绍学术发展历史和最新研究进展，并提供具体临床实践指导。临床疾病上千种，丛书拟以每年百种以上规模持续出版，高时效性地整体展示我国临床研究和实践的最高水平，不能不说是一个重大和艰难的任务。

我浏览了丛书中已经完稿的几本书，感觉都写得很好，既全面阐述了有关疾病的基本知识及其来龙去脉，又介绍了疾病的最新进展，包括笔者本人及其团队的创新性观点和临床经验，学风严谨，内容深入浅出。相信每一本都保持这样质量的书定会受到医学界的欢迎，成为我国又一项成功的优秀出版工程。

《中国医学临床百家》丛书出版工程的启动，是我国现代医学百年进步的标志，也必将对我国临床医学发展起到积极的推动作用。衷心希望《中国医学临床百家》丛书的出版取得圆满成功！

　　是为序。

作者简介
Author introduction

肖利华，主任医师，教授，技术三级，文职一级，博士研究生导师。现任解放军总医院第三医学中心（原武警总医院）眼眶病研究所所长，中华医学会眼科学分会眼整形眼眶病学组副组长，享受国务院政府津贴。

师从我国眼眶病鼻祖宋国祥教授，从事眼眶病临床、科研和教学工作40余年，积累了大量诊断和治疗眼眶病的经验，尤其对各种眼眶病疑难杂症有着丰富的诊疗经验。在国内率先开展眼眶静脉曲张的栓塞治疗、眼眶良性肿瘤的各种手术治疗、眼眶恶性肿瘤的综合治疗等，在国内享有很高的声誉。

主要著作：《眼眶手术学及图解》《眼眶手术彩色图谱》《现代眼眶病诊断学》《临床眼眶病诊疗手册》《眼眶骨折的诊断和治疗》等10余部。发表文章150余篇。

获得全军四总部颁发的全军第三届专业技术重大贡献奖和第四届"全国优秀科技工作者"荣誉称号。曾举办眼眶病、眼科影像诊断学习班数十期,使基层眼眶病专业医师受益。培养眼眶病专业硕士研究生、博士研究生和博士后数十名。

前 言
Foreword

眼眶骨折尤其是眼眶爆裂性骨折已成为目前最常见的眼眶外伤。随着交通及工业的发展，眼眶骨折发生率越来越高，所以涉及眼眶手术的医生也越来越多（其实有些鼻科和颌面外科医生也在处理此类外伤）。

眼眶位于颅颌面的中部，任何面部外伤都可能累及眼眶。眼眶骨折是眼眶外伤中较常见的一种，而眼眶爆裂性骨折最常见（还包括眼眶复合骨折、颅颌面骨折等），也是临床常见需要治疗的眼眶外伤。眼眶骨折常见原因为交通事故、棍棒打击、坠落、拳击伤、体育运动致伤，生产劳动致伤，严重积压，爆炸和枪弹伤，约占所有外伤的 7.5%，其中约有 47.3% 的眼球外伤合并发生眼眶损伤。

并非每个眼科医生在遇到眼眶外伤或骨折时都能做出正确判断，这需要医生多年的临床经验和对每个患者的判断，从而做出正确的选择。既不能过度医疗，又能给予适当处理是每个眼眶医生的责任。临床上遇见眼眶骨折时，眼眶医生经常会面对一系列的问题，比如，如何正确判断和处理眼眶骨折？如何掌握手术适应证？何时手术？这种骨折是否真需要手术干预？如何选择合适的手术入路和填置物？如何减少或避免手术并发症的发生？甚至判断是否是骨折的问题等，每位医生都有自己的经验和看法，而且对每种眼眶骨折的治疗都有不同见解。

近十年来，眼眶骨折不论是诊断还是治疗都有了很大进展，尤其是各种修复材料在临床上的运用，手术技巧的不断提高，窥镜技术在眼眶手术中的应用，眼眶手术后效果也越来越好，但仍有一些问题目前还在探讨研究中，仍有一些眼眶骨折问题无法完美解决（可能永远也无法解决所有问题），这正是每位医生努力的方向。

近年来，眼眶爆裂性骨折发生率升高，骨折修复填充材料种类、手术技巧，以及涉及此类手术的眼科医生和相关医生都在不断增加，需要外科手术治疗的患者也在增多，临床出现的问题亦多种多样。2014 年我们曾出版了《眼眶骨折的诊断和治疗》一书，近几年随着经验不断增多，在眼眶骨折的诊断和治疗等各方面有了新的提高和体会，所以就本人在眼眶爆裂性骨折诊治方面的经验和粗浅体会进行一下总结，仅代表个人观点，如有错误和不当之处，敬请读者指正。

目 录

Contents

眼眶爆裂性骨折的临床表现及类型

1. 眼眶爆裂性骨折的临床表现各异，早期、晚期均有不同

眼眶是容纳眼球和一些软组织的骨腔，近似四棱锥形，眶尖位于锥形的顶端（眼眶前端呈四边形，后部呈三边形，在修复眼眶骨折时需要特别注意）。眶底主要由上颌骨、颧骨和腭骨构成，且逐渐向上呈一定角度。眶内壁解剖最为复杂。从前向后依次由上颌骨、泪骨、筛骨和蝶骨构成，主要结构为极薄的筛骨纸板（眶内壁的筛前、后孔连线是颅底的重要标志，超过此线向上有可能误入颅底，出现脑脊液漏等严重并发症）。

眼眶爆裂性骨折的临床表现各异，早期、晚期均有不同。

（1）骨折早期表现

因眼部受到外伤后早期可有结膜下出血、眶内出血、眶周水肿、眶周瘀斑、皮下气肿、眶内气肿等。因眼眶爆裂性骨折引起严

重视功能损害的并不多见，可能是由于骨折后给眼球缓解了压力。儿童时期的眼眶 trapdoor 骨折可能外观并无外伤后的眼部出血、肿胀等表现，故称之"白眼骨折"。

儿童眼眶 trapdoor 骨折是眼眶骨折中特殊类型，临床表现为下直肌的嵌塞引起代偿头位，眼心反射导致的恶心、呕吐等症状。

（2）眼球内陷畸形

骨折后根据骨折的面积大小、造成眶腔扩大的程度而不同。早期可能不明显或眼球突出，等一周后肿胀消退，眼球内陷即可显露出来。眼球内陷的时间有可能持续至伤后数月，一般伤后 3 个月基本稳定。眼球内陷表现为眼球向后退即眼球内陷（enophthalmos）和水平下移位（hypoglobus）。前者多由于眶腔扩大明显，后者多是眶底大面积骨折引起眶容积向下移位所致。

（3）眼球运动障碍和复视

伤后由于骨折附近的眼外肌损伤、移位牵拉或嵌顿，或者眼外肌周围脂肪的移位或损伤、疝出而致眼球运动障碍，也可因为眼外肌的神经损伤导致复视。这种复视可在某一方向或所有方向出现，或者某一方向固定不能运动。

（4）视功能障碍

早期多因眼睑肿胀、角膜外伤、视神经损伤或视神经管骨折（很少见）、视神经挫伤或视网膜病变等引起。

（5）眶下区麻木

眶底骨折的骨折片常伤及或压迫眶下神经引起该神经支配区麻木，轻者自然恢复，重者可能需要手术治疗。

（6）眼球内陷

临床并不多见，由于眶底或内壁的重度骨折后，外伤后的压力迫使下眶内容和眼球一并向眶底或筛窦疝入。

眼眶外伤后出现眼球内陷是眼眶骨折的重要体征（临床上很少见无明显骨折而出现眼球内陷者），而复视不一定都由骨折所致，神经损伤或肌肉损伤也可引起复视。

2. 眼眶爆裂性骨折主要指眶底骨折和内壁骨折，眶顶骨折极少见

（1）眶底骨折（或称眶下壁骨折）

眼眶爆裂性骨折中眶底骨折的位置几乎都位于眶下神经血管束的内侧，从解剖学分析，此处骨壁较薄容易受外力所伤，如果发现眶下神经外侧骨折，多为复合性骨折且致伤原因也不同。

眶底骨折有几种类型：一种是眶底骨折面积较小，骨折多位于眶下缘后 1cm，骨折后缘距离眶尖有一定距离，此类骨折修复或放置填置物相对简单；另一种是骨折范围较大，多累及内下方的隔角或眶底骨折后缘接近眶尖，此类骨折修复相对复杂（一般眶内软组织疝出的多少与难度呈正相关，即疝出得越多或越深难度则越大，反之则越小），尤其是眶内容和下直肌疝入上颌窦很深者。

眶底爆裂性骨折多见于成年人，因为其骨质较脆，一旦遭受外力，骨质会立即骨折或破碎。当然眶底骨折的后缘是否接近眶

尖非常重要，因为距离眶尖越近，手术的风险越大，修复中的分离和填置物的放置也越困难。临床上还见到过眶底向下弯曲性骨折，并无明显骨的离断或不连续，所以冠状 CT 仅显示眶腔向下扩大。

Trapdoor 骨折是眶底骨折解剖学上的另一种类型，几乎仅见于儿童患者。因为儿童骨质更富于弹性且保持连续，很少破碎，所以在外伤的作用力下眶底（有时为内壁）骨质发生瞬间骨折，在这期间有眶内软组织脂肪和（或）下直肌或内直肌疝入骨缝中，由于骨折缝较窄，症状较明显，眼球运动时出现疼痛、恶心呕吐、眼球运动障碍、眼外肌局部缺血和早期坏死等临床和一系列病理表现。有的患儿虽然出现眶底骨折，但眼部外观无出血、肿胀等外伤体征，故称为"白眼骨折"。

（2）眶内壁骨折

眶内壁骨折是指眶内壁因外伤造成的骨折，其类型多种多样，有呈弧形骨折（或称压陷式骨折，即内壁的骨折线呈弯曲状，中间无明显中断，无眶内软组织的嵌塞）；内壁骨折合并有明显断裂、断开或骨折的骨质完全破碎，眶内软组织向骨折位置疝入。严重的眶内壁骨折可累及眶深部的内壁或眶内下方筛窦疝出较多软组织，甚至内壁骨折达眶尖接近视神经眶口的前缘。

临床偶见眶内壁呈裂隙状，类似眶下壁的 trapdoor 骨折，此类骨折可见内直肌部分或大部分疝入筛窦，不论水平位还是冠状位 CT 均不能看到内直肌全长影像，多见于年龄稍大儿童。

在治疗眶内壁骨折的修复手术中，特别需要注意术前应用影像技术仔细观察视神经有无向内移位，如果眶内容和视神经明显向内侧移位，手术中的分离应加倍小心，防止出现有损伤视神经的可能。

（3）眶内、下壁骨折及眶内壁和眶下壁骨折

这两种骨折名称是有区别的，眶内、下壁骨折是指眶内壁和眶底（下壁）均有骨折并累及内下方隅角（关键点）；眶内壁和眶下壁骨折是指内壁和眶底均有骨折，但隅角正常，以此来区分两种骨折，在手术修复中有一定意义（图1）。

从 CT 上分析，眶内、下壁骨折通常致伤原因较重，眶内容整体向中线移位或疝出，并伴有眼外肌的移位和增厚，重则眶内容可能接近鼻中隔。

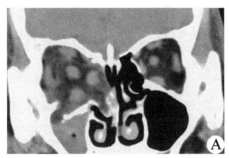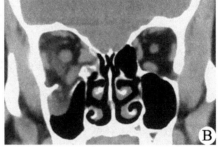

注：A：右眼眶内、下壁骨折累及隅角，眶腔扩大，内、下直肌增厚，眶内软组织向鼻窦疝入，接近鼻中隔，同侧上颌窦混浊；B：右眼眶内壁和眶下壁骨折，隅角正常，内直肌和下直肌增厚，眶脂肪疝入上颌窦。

图 1　眶内、下壁骨折及眶内壁和眶下壁骨折

临床及影像学检查的作用和意义

3. 眼眶爆裂性骨折临床常规物理检查不可忽视

虽然现代影像学（如 CT）对眼眶骨折的诊断必不可少，也是诊断的金标准，但临床常规的物理检查也不可忽视，我们常发现影像学检查和临床所见严重程度明显不一致，此时需要医生综合分析判断和处理。

眼眶爆裂性骨折主要的手术适应证是复视和眼球内陷，所以需要从患者的外观和 CT 影像学上来判断伤后骨折情况。眼眶骨折的手术适应证因人而异，因病而异，目前很难有一个统一的说法，眼眶骨折严重者一般都认为需要手术治疗。

临床检查包括仔细询问病史、致伤原因、伤后到就诊的时间、伤后出现的眼部症状，以及是否经过治疗或眼眶手术（如果已做过眼眶骨折修复，还要详细询问伤后至手术的时间、手术后到此次就诊的时间、手术前后眼部症状有无改善或加重、所用填置物的种类等）。这些基本信息对医生判断骨折的轻重、估计和设计治疗方案（如是否为陈旧骨折）至关重要。

如果患者曾经做过眼眶骨折修复，要认真复习骨折手术前后的影像资料，尤其是 CT 检查，以判断手术前后的眶腔改变、填置物的位置及大小、目前的眼部情况，并判断再次手术成功的概率大小。

眼球突出及检查超过 2mm 的眼球内陷，可能需要手术矫正。如果双侧眶骨折，除需要检查眼球突出度外，还需要仔细观察眼球运动及复视状况。伤后的眼球内陷较明显，估计有大面积的眼眶骨折，尤其是眶内、下壁骨折并累及隅角（图 2、图 3）。同时，还要根据患者对出现症状的要求和容忍度来决定是否进行手术修复。有些患者可容忍 3mm 以上的眼球内陷，也有患者无法承受 1mm。

伤后复视的程度和范围也很重要。一般人对平视和下方的要求较高，这也是生活中使用频率最高的范围，反而向上的需求较少，所以有时向上有些眼球运动障碍，多数人可以忽略。一般认为，大于 2mm 以上的眼球内陷，可作为手术的指征，但复视问题掌握较麻烦，因为有一部分患者可以逐渐缓解，但是，如果影像学发现，眼外肌疝入到骨折区内或明显移位，这种复视有可能无法缓解，多需要手术修复。

复视有两种情况：一种情况是检查中见到眼球明显运动障碍或运动不足，此类多有明显复视，应采用手术治疗；另一种情况是检查中未发现明显眼球运动障碍，但患者主诉仍有复视，这要结合影像学检查综合分析。眼眶骨折后超过一个月的复视如果不能自行恢复，有可能需要手术矫正。

影像学、临床和患者本身的需要有时是不相同的，需要综合考虑是否需要手术修复。毕竟手术有一定风险。

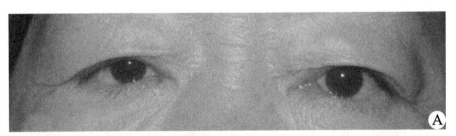
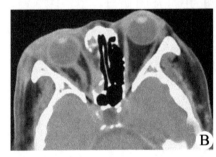
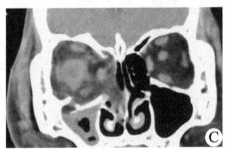

注：此种眶内、下壁骨折手术修复因疝入筛窦的组织较多，位置较深，故分离时较困难，且粘连较重。此种范围较大的骨折可能适合用预成型钛网修复眶内、下壁，如果容积不够，需要加用多孔聚乙烯楔形植入物矫正眼球内陷。A：右眼球明显内陷；B：水平 CT 显示右眶内壁骨折，眶内软组织和内直肌明显向内移位至中线，眼球内陷；C：冠状 CT 显示眶内容向筛窦疝入（右侧筛窦几乎被眶内容充满），接近鼻中隔，眶腔明显扩大。

图 2　重度右眼眶内、下壁骨折

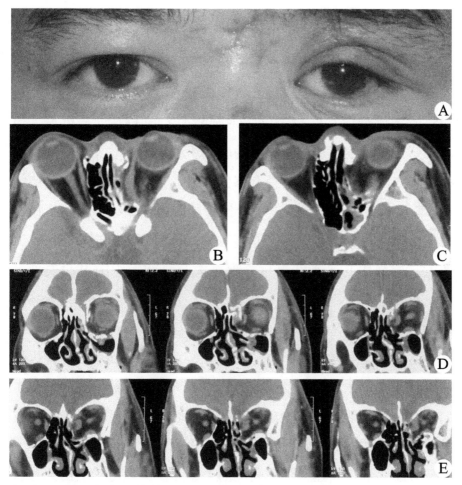

注：由于眶内壁骨折明显，估计粘连较重，手术难度较大，适合预成形钛网的修复，内上方分离时注意有可能将已封闭的脑脊液漏重新开放。骨折的上缘邻近上斜肌的位置，放置钛网上缘时勿将上斜肌压在下面，避免影响眼球运动。A：患者左眼周围多数瘢痕，眼球内陷明显；B、C：水平CT眶中、下层面显示左眼球内陷，眶内壁骨折，内直肌增厚，鼻中隔及中线结构向对侧移位（提示外伤可能较重），眶腔明显扩大，蝶窦混浊（积血）；D、E：连续冠状CT显示左眼眶内、下壁骨折累及筛骨水平板（应仔细询问外伤后有无脑脊液鼻漏，或者手术分离时有可能再造成鼻漏）和隔角，眶腔扩大，中隔向对侧移位，内直肌增厚并向内侧移位明显。眶后部正常解剖应为三角形的眶腔已扩大为四边形。

图3 左眼眶复合骨折

4. 影像学 CT 扫描是眼眶骨折诊断的金标准

影像学 CT 扫描是眼眶骨折诊断的金标准，如水平 CT、冠状 CT、矢状位 CT，对眼眶骨折诊断和治疗都至关重要。一般放射科常提供骨窗 CT，骨窗 CT 对显示骨折有较高的分辨力，但是临床医生更偏好观察骨折后的软组织改变，如有无脂肪疝出、疝出多少、邻近眼外肌是否有移位增厚或嵌塞，这些信息可能骨窗 CT 显示欠佳。如果在显示骨折的同时显示软组织的改变最好使用窗宽 400 ～ 500H、窗平 +45 ～ +50H 更好。窄窗宽对比度太大，软组织几乎无法显示；窗宽太宽，软组织的显示模糊一片，也显示不清。

（1）水平 CT

主要用于显示眶内、外壁的骨折，目的在于显示内壁骨折的长度和深度，尤其是内壁骨折的后缘至骨性视神经眶口的距离，如果距离较近则在术中分离时需加倍小心，防止因为操作损伤视神经致严重并发症。眶底骨折由于层面的体积平均，显示不佳，但如果眶底骨折明显，则在同侧的上颌窦平面上可显示出部分软组织改变，或见下直肌较长（双侧对比观察），如果经验不多，容易遗漏诊断。

（2）冠状 CT

在眼眶骨折的判断上非常重要，主要用于显示眶底骨折和内壁骨折的宽度，显示疝入筛窦或上颌窦内的软组织多少、有无眼外肌疝出，以及骨折的子午线范围（对决定使用何种填置材料非常重要）。冠状位是显示眶底骨折最佳位置，是观察有无隔角骨折、软组织疝出多少、下直肌疝出深度，也是内壁骨折的辅助检查方法（图 4）。

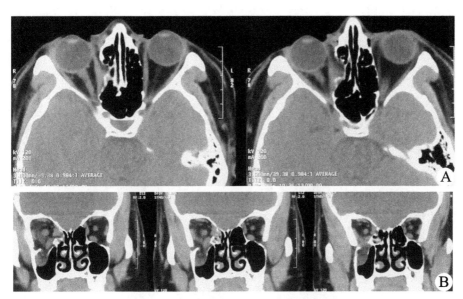

注：冠状 CT 可显示眶底骨折两侧有无骨质支撑，对术中填置物的放置位置及眶下部脂肪的分离和复位有参考价值。如欲了解眶底骨折前后长度需要矢状位 CT 扫描。A：水平 CT 显示右眼眶内壁局部骨折，少许眶内脂肪疝入，右眼球轻度内陷；B：连续冠状 CT 显示右眼眶内壁骨折，内直肌轻度增厚；眶底骨折，眶内脂肪向上颌窦疝出较多，合并下直肌增厚并轻度移位，隅角正常（患者眼球运动正常）。

图 4　右眼眶内壁和下壁骨折

（3）矢状位 CT

如果是眶底骨折，矢状位可以更好显示眶底骨折的前后长度，尤其是显示眶底骨折的前、后缘，这对手术修复分离和填置物的放置有重要参考价值。矢状位的重要性还在于观察眶底骨折后下直肌疝出到上颌窦的形状，有利于手术前评估（图 5）。眶底骨折修复术后填置物的位置显示很好。

　　无论是何种扫描方式均需要连续观察所有层面显示的所有信息，综合水平 CT、冠状 CT 和矢状位 CT 扫描层面后，在头脑中形成一个完整的立体图像，这才是我们所需要的（图 6、图 7）。仅根据一两个层面显示的图像有较大的局限性，而且容易误诊和漏诊或错误判断。

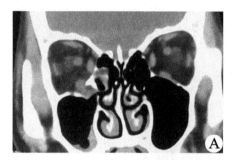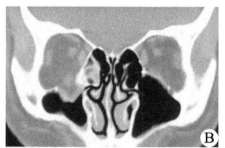
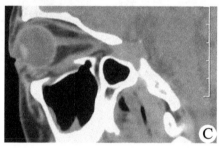

注：A、B：普通窗宽和骨窗冠状 CT 显示右眼眶下壁骨折，下直肌邻近骨折区，骨折区内有眶内疝出的脂肪和稍高密度的出血或渗出。右上颌窦底的薄层软组织影可能是原有炎症或骨折后的出血。右眼眶内壁可疑局限性骨折，内有眶内脂肪疝出；C：矢状位 CT 可清楚显示眶底骨折前后范围及眶底骨折后缘尚存的骨质，尤其是骨折前后缘与眶底的关系，以及眶底骨折片的深度，轻度下直肌增厚。

图 5　右眼眶底和内壁骨折隅角正常

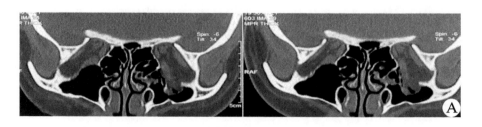

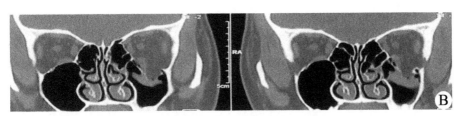

注：左眼眶底骨折由于骨折内侧缘无明显骨质支撑，放置材料时宜小心，防止材料内侧下移。

A：左眼眶底骨折，由于骨窗冠状 CT 位置不正，倾斜角较大，不能真实显示骨折位置及软组织改变，而且眼外肌的切面拉长失真；B：骨窗冠状 CT 位置正确，显示眶底骨折和部分脂肪疝出，下直肌轻度移位。

图 6　左眼眶底骨折

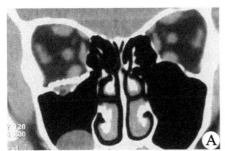
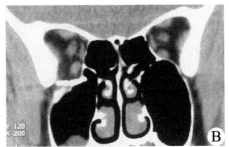
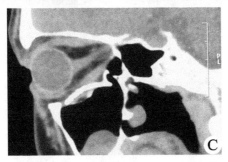

注：冠状和矢状位 CT 显示填置物的内侧和后缘位置均欠佳，可能与填置物长宽不够有关。此种手术后主要对眼球内陷的矫正有影响。此种骨折修复时如果用钛网，其前缘固定估计效果会更好。

A：冠状 CT 显示右眼眶底骨折修复术后填置物位置，如果填置材料的内侧向上一些，就更接近眶底的正常形状，对缓解眼球内陷可能更好。其原因可能由于内侧无支撑骨质，所以会稍向下移位；B：眶后部冠状 CT 显示下直肌仍下移位，提示眶后部修复欠佳，即填置物后端位置太低；C：矢状位 CT 显示眶底填置物后端向下倾斜，填置物的后缘未搭上骨折后缘，正常眶底后部应向上呈坡状。

图 7　右眼眶底骨折修复术后

（4）颅骨的三维重建

如果不是眶缘或眶周骨折，仅仅是眼眶爆裂性骨折意义不是很大。但如果骨折修复使用的是钛网，术后三维重建可清楚显示钛网的位置。

（5）MRI 检查

由于骨质在 MRI 为低信号，所以一般骨折并不需要 MRI 检查。除非欲显示眼外肌，如外伤或手术造成的眼外肌离断，MRI 显示眼外肌信号较好（图8）。

MRI 检查并非眼眶骨折诊断的必要手段，尤其是外伤未除外眶内金属异物时禁忌使用。此 MRI 显示右下直肌有明显疝出和移位，患者常有明显复视，如做矢状位 CT 显示下直肌和眶底骨折更佳，也可为手术修复提供更多信息。如果眶内合并出血、水肿，MRI 可能提供较多信息。临床上如果想观察疝入到鼻旁窦中的眼外肌，有时因眼外肌周围有出血而 CT 均为高密度影像而难于区分，此时可能 MRI 能分别显示出眼外肌和周围出血。

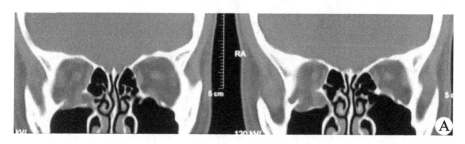

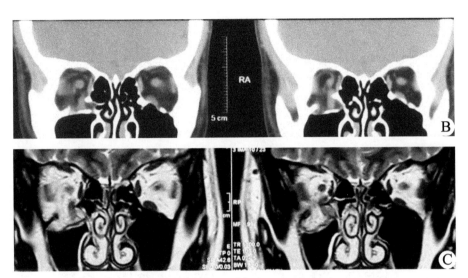

注：A：骨窗冠状CT显示右眶底骨折，但由于窗宽稍宽，不利于显示下直肌和脂肪；B：冠状CT（窗宽500H）可清楚显示右眼眶底骨折，下直肌和部分脂肪疝入上颌窦；C：MRI冠状T2W1显示右眼眶疝入上颌窦的下直肌呈中低信号，与高信号的球后脂肪对比显示良好，但骨折因无信号显示欠佳。

图8　右眼眶底骨折

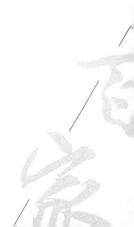

眼眶爆裂性骨折的手术修复

5. 眼眶骨折在伤后一两周手术修复比较合适

眼眶爆裂性骨折并不是急症手术，儿童 trapdoor 骨折例外。骨折早期由于外伤致眶内出血、水肿甚至气肿，导致眶内压增高，软组织肿胀，甚至眼球突出，若此时急于手术，至少会遇到两个问题：①无法准确估计眼球内陷的程度，因为眼眶爆裂性骨折手术的目的是在修复骨折眶壁的同时将疝出眼眶的软组织恢复至眶内，并根据伤后眼球内陷的情况决定使用何种填置物进行矫正（即使术前有可能通过计算骨折面积大小来评估眼球内陷程度）；②水肿期眶内操作会使眶压增高加重，有可能出现严重并发症。一般观点认为，眼眶骨折在伤后一两周手术修复是比较合适的，此时眶内的水肿和出血已经消失，如果骨折面积较大，患者开始出现不同程度的眼球内陷，而且外伤造成的复视有些会有所改善。如果超过这段时间，眼眶可能出现粘连，影响手术效果（如果仅是眼球内陷问题，何时手术可能不是关键）。

眼眶骨折后数月、半年甚至更长时间是否还能手术修复？此时要看患者的治疗目的，如果因眼球内陷要求手术矫正，其成功率要比治疗复视明显升高，骨折后的复视原因复杂，而且此种陈旧眼眶骨折导致的眼外肌、眶脂肪等均已形成一种骨折后的解剖关系，如欲通过手术解决眼球运动或复视问题困难较大。

陈旧眼眶骨折手术修复时，进入眼眶后沿骨膜下分离过程中会发现原骨折附近的骨膜完整（新鲜骨折附近的骨膜常破碎），利于分离或可完全在骨膜下分离，也利于放置材料，所以有些晚期眼球内陷行矫正手术也未尝不可（此时期眼球内陷已固定，术前可充分评估出填置材料的大小和形状，以及有可能矫正的程度）。但对眼球内陷明显的矫正可能仍有困难，效果不一定满意，如 3mm 以上的眼球内陷矫正。

有些情况可能是例外，那就是儿童和极少数成年人的裂隙状眼眶爆裂性骨折（如 trapdoor 骨折）。尤其是儿童时期的眶底骨折，由于骨折面积小，骨折处常有活瓣作用，往往有明显的软组织和眼外肌的嵌塞，可引起明显的复视、斜视甚至恶性呕吐等症状，儿童眼眶眶底的爆裂性骨折，手术越早相对而言效果越好，但由于儿童配合较差，多为家长在伤后数日因代偿头位等症状发现。此类骨折术中常发现被嵌塞的下直肌充血肿胀明显，主要是由于骨折区狭窄，严重影响了下直肌的血液循环导致。所以早期手术有可能恢复下直肌原有的功能，但是在临床上，有的儿童眼眶爆裂性骨折适宜手术期并不长，但是的确有一小部分患者，术后效果不好,眼球运动仍没有明显的改善或短期改善,甚至加重,原因目前尚不清楚,但国内有医生观察到手术早期眼球运动明显改善,数日后运动障碍如术前,观察数月后又恢复接近正常的眼球运动,其机制和原因尚不清楚,所以长期观察且不要早期急于再手术可能是我们要思考的问题。

6. 骨折后的临床表现和骨折的范围大小是决定手术与否的关键

绝大多数成人的重度和中度骨折常需要手术修复,但有些轻度和中度眼眶骨折的治疗一直存有争议,这可能取决于医生和患者对骨折后眼部情况的判断,骨折后的临床表现和骨折的范围大小是决定手术与否的关键,骨折面积越大,眼球内陷的程度越重;相反有时骨折面积越小,复视的可能性越大。

(1)复视

眼球运动受限和眼球内陷可能是手术的主要适应证。眼眶骨折后患者的复视主诉多种多样,这对医生估计骨折的程度或判断手术的必要性有很大作用。有些患者检查时发现眼球运动并无明显障碍,但患者主诉周边复视,如果是上方极度眼球转动时出现复视对日常影响并不大,笔者经常询问患者看手机和下楼梯时有无复视?因为一般生活常用平视和下视。伤后的早期复视不一定是手术干预的适应证,因为可能是伤后的暂时性水肿,肌肉内出血或挫伤所致,如果不是眼外肌的明显移位是有可能恢复的。

（2）眶下神经麻痹

多数眶底骨折后患者会主诉患侧面部眶下神经分布区域麻木，临床观察发现多数患者是可以慢慢恢复正常的。但如果 CT 显示眶下神经沟骨折明显或有骨折移位、骨折片伤及眶下神经，此类麻痹恢复较困难，有时需要手术干预。

（3）眼球突出

眼眶骨折早期因眶内水肿或出血引起的眼球突出多数可慢慢恢复，必要时使用一些止血药或皮质激素类药物可减轻水肿，加快眼球突出的缓解，待眼球突出缓解后再详细检查决定是否需要手术治疗。

有患者因外伤造成视网膜脱离或晶体脱位等，伤后曾做过内眼手术，此时如果合并眼眶骨折，何时做眼眶修复手术？眼眶骨折修复需要眶内分离，并向眶内放置一些填置材料，术中的牵拉和填置均对眼球有所挤压，建议等眼内手术后一段时间（2～3个月）再做眼眶骨折修复更好，但是此时可能因外伤造成的粘连给手术增加困难。

7. 眼眶骨折手术是一种易学难精的手术

和眼眶肿瘤相比，似乎眼眶骨折手术并不十分复杂，但眼眶骨折手术是一种易学难精的手术，目前仍有很多问题无法完美解决。一般认为，骨折后如果需要手术修复最好在一个月内，此时因外伤造成的粘连可能还没完全形成，有利于手术后恢复和手术操作。但因有新生血管，剥离时容易出血，除非新鲜骨折的修复。

伤后短期内手术修复，会见到骨膜下分离时，常发现骨膜已破碎，分离时较困难，甚至看不到骨膜，但也经常见到伤后数月行手术修复时，骨折附近的骨膜或纤维组织已生长良好，术中可完全从骨膜下操作，眶内脂肪也不会在术野中影响手术操作，给手术的分离带来方便，也给骨膜填置物的放置提供有利条件。

晚期手术修复可能只对眼球内陷的矫正更适合，如果伤后发现有大量脂肪或肌肉的嵌塞，可能早期手术较好。

8. 眼眶骨折修复手术的修复步骤为选择切口、分离、放置填置物

不是所有眼眶骨折都需要手术治疗，过度医疗在临床上并不罕见，有些轻度的眼眶骨折或轻度复视，一般随着时间的推移，多数可以自行恢复。在眼眶骨折修复手术中，具体修复步骤为选择切口、分离、放置填置物。

（1）选择切口

眼眶骨折修复手术操作的技术不断成熟，对手术入路的选择也不断改进，从皮肤切口过渡到结膜切口。结膜入路时（眶内侧皮肤或睫毛下皮肤切口逐渐被淘汰），不论是眶底还是内壁骨折，结膜切口要足够大，切口位置采用下睑板下缘即可。当放置较大的填置物时，如大的预成型钛网或大的楔形体的植入，必要时可做外眦切开（多数不用）扩大切口，一般不用切断下斜肌。

结膜入路最大的优点是从美容的角度考虑，实际使用时不比皮肤切口困难。笔者多采用针状单极电刀，损伤小，出血少。

如果眶内壁骨折位置靠前，有可能从内侧结膜切口直接进入骨折区，受到眶脂肪疝入到筛窦影响，一时找不到骨折边缘。此时应从骨折两侧分离出骨折边缘，然后再向筛窦内分离。如果结膜切开后前部还能见到正常骨质，再切开骨膜后分离比较顺利。

眶底骨折切开骨膜时，切口不宜太靠近眶底，这样不利于术后骨膜的缝合。因为骨膜切开后一般均有些收缩，缝合时会发现骨膜缘靠眶后部，给操作带来困难。从眶下缘稍外切开即可，但要注意不要伤及眶下神经孔处。

如果下睑有较大外伤瘢痕，可借用此入路使用。

（2）分离

无论是骨折还是肿瘤术中，分离是重要操作技术，既不损伤正常结构，又能达到分离目的。眶底的骨膜分离较容易，只要沿着骨膜切开处分离即可。不论切口如何，术中一定要暴露骨折四壁，尤其是内壁骨折或眶底骨折的后缘，这非常重要，因为骨折后缘仍有软组织或眼外肌没有被完全分离出来，放填置物时有可能压迫，引起眼球运动障碍，或者没被分离出的软组织或眼外肌本身也有可能影响术后眼球运动的恢复，由此可见分离出骨折四壁的重要性。疝出眶外的脂肪向眶内分离时宜小心，不要将鼻旁窦黏膜带入眶内，这有可能造成术后晚期囊肿的形成，如果在4倍放大镜下或窥镜下操作可看清眶内脂肪和窦内黏膜。如果发现有窦内黏膜与脂肪粘连，可直视下切除或剪断。

在分离过程中，宜将疝入到鼻窦中的眶内脂肪尽可能全部分离出，但如果脂肪与鼻窦粘连太重可直视下剪断，但要注意脂肪中没有眼外肌包裹其中。由于眶底骨折常造成同侧上颌窦内积血，可同时用吸收器进入上颌窦吸出陈旧血，放置填置物前应用抗生素反复冲洗眶腔和鼻窦，防止感染。

分离筛窦中的眶内脂肪时，一般出血较多，可适当使用带有肾上腺素的棉片压迫止血。

如果骨折后缘距离视神经孔或眶尖太近，填置物的放置有可能压迫或挤压视神经造成视功能的损害，所以分离时尽量彻底，填置物放置时可适当往前放一些，这样并不影响手术效果。

（3）放置填置物

眼眶骨折手术修复的目的包括：解剖复位骨性眼眶的边界、松解软组织的牵拉、复位疝出的组织、恢复眶容积，为了达到这些目的，需要对眼眶放置填置物。

根据术前影像学及术中所见选择合适的填置物，但一般术中所见骨折的范围较影像学所见要大。填置物放置的目的是有效覆盖骨折缺损，达到解剖复位，防止眶内软组织再次疝出，缓解眼球内陷（但一般薄层的填置只到解剖复位，很难增加眶容积，所以对眼球内陷的矫正作用很小）。填置物的位置越靠近眶尖，矫正眼球内陷的效果越好，但相对风险也越大。虽然眼眶外科医生希望将骨折缺损区全部覆盖，但手术中不一定能达到，只要解决绝大部分缺损的覆盖，一般不会影响手术效果。尤其眶尖骨折的后缘如果填置物过于靠后，有可能压迫视神经。所以分离要彻底，填置物不一定完全覆盖骨折区。

术前需要准备一合适大小的消毒胶片，术中放入眶内，根据骨折区域大小适当裁剪，再以此尺寸为根据修剪填置材料，这样可减少材料反复出入眶内的机会。

填置物放置后，应再次牵拉眶内软组织，防止嵌塞，影响眼球运动。如果牵拉眼外肌时发现填置物移动，说明有可能有眶内软组织或眼外肌的夹持，应再仔细检查，也可从填置物下面观察（如果是眶底骨折）骨折区内或后缘有无嵌塞（图9、图10）。

由于眼眶是一个封闭的腔，如果骨折修复时将骨折缺损区完全覆盖，一旦手术中或术后眶内渗血或渗液，会引起眶内压增高，导致术后并发症。目前使用的填置物都有孔，对术后引流、减少术后水肿或出血很重要。

眼眶外科医生对眼眶骨折的修复都会追求解剖和功能的良好复位，但却受多因素的影响（骨折距手术的时间、骨折的复杂程度、术中操作、术者的熟练程度等），实际操作中有难度。解剖复位是指眼眶骨折术中疝出眶外的软组织复位良好，术后的CT片上显示出填置物的位置良好，接近正常眶壁的形状和位置。功能复位相对较复杂，即术后原来眼眶骨折造成的眼球内陷和复视得到充分缓解和解决。临床上常遇到术后CT显示填置物的位置不是很好，尽管不是良好的解剖复位，但患者眼部的外观还可接受。当然也有解剖复位良好，但功能没有得到充分改善，其原因众多。在解剖复位和功能复位之间，可能功能复位对患者更重要。

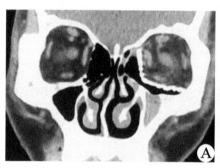
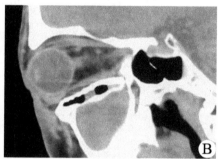
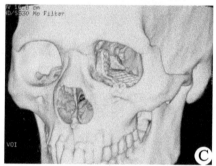

注：A：左眼眶内下壁骨折术后冠状位显示左眼眶（大）钛网位置良好，同侧上颌窦混浊；B：术后矢状位 CT 显示眶底钛网位置，下方线状高密度影为眶底骨质；C：术后三维重建 CT 显示其位置良好。

图 9　左眼眶内下骨折修复

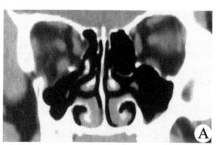
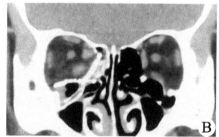

注：A：冠状 CT 显示右眼眶内下壁骨折，眶腔扩大，邻近眼外肌轻度移位并增厚；B：术后冠状 CT 显示右眼眶（大）钛网修复后位置良好，但钛网上缘稍向筛窦内倾斜。

图 10　右眼眶底骨折

9. 眼眶骨折修复手术在应用新技术、新设备的同时，不可忽视传统的基本技术

眼眶骨折手术效果是解剖和功能均得到良好恢复，但临床所见病情复杂，部分病例难以达到满意效果，这也正是医生努力的方向。

外科传统的基本技术包括暴露、分离、止血、结扎、切开、缝合六大操作。这些技术往往决定医生手术风格和手术质量。自外科诞生的那天起，基本功就是一个永恒话题。新技术、新设备的不断问世，为手术提供了许多现代手段。与此同时，传统的基本技术仍然具有不可替代的地位。在正确的解剖平面进行分离是一台赏心悦目手术的关键，如此可以减少出血、组织损伤，缩短手术时间。

（1）剥离技术

钝剥离：常用于剥离不太粘连的组织，如骨膜下、骨折缘周围或脂肪组织，其损伤较小。常用的工具为剥离子、吸引器、脑压板、血管钳，甚至刀背均可做剥离子使用。

锐剥离：遇到粘连较重或类似的组织时，如果强行剥离会造成组织的损伤，此时锐剥离可能解决这些问题，甚至可用刀剪切断粘连。

注意事项：①撕开或撕断疝入上颌窦的脂肪常需要用血管钳在直视下将其向上，即向眼眶方向撕扯或分离。勿损伤眶下神经血管束；勿将上颌窦黏膜带入眶内，防止有将来形成植入性囊肿的可能。②在放大镜下可分清光滑的上颌窦黏膜和脂肪

小叶，勿将下直肌当脂肪，有严重损伤或撕裂，甚至撕断的可能。③在直视下操作，脂肪有时因骨折时浸及血液，会与下直肌的纤维混淆发生损伤，所以，无论是疝入到上颌窦还是筛窦的脂肪均要全部恢复进眶内，除非脂肪变性或变硬，可做适当切除或切开。

（2）肾上腺素

眼眶骨折术中操作都需要进入鼻旁窦，因鼻窦黏膜血运丰富，出血较多，必要时可使用少量肾上腺素压迫。使用方法：将脑棉的水挤干后，滴上 2～3 滴肾上腺素，然后压迫出血。当然如果是明显的血管出血常需要直视下电凝。肾上腺素不宜过多，尤其是邻近眶尖时，如果药物渗入到眶尖，有可能引起瞳孔散大，造成不必要的紧张（因为术中不知是药物作用还是操作可能影响到了视神经或睫状神经节）。

（3）脑棉

脑棉在眼眶手术中非常重要，无论是眼眶骨折、甲状腺相关眼病的减压还是眼部肿瘤，使用正确可事半功倍，也是目前其他材料无法替代的。脑棉可压迫止血、可分离病变，可在术野中用于防止眶内脂肪的影响，也可用于暂时遮挡视神经，防止手术损伤。

骨折术中使用的脑棉常根据需要剪短或剪细，甚至体积很小，一定要保持脑绵上的缝线在位，一旦误将线剪断，需要立即取出，防止手术中遗忘。骨折分离过程中会进入鼻旁窦，如果窦内黏膜出血可用浸有肾上腺素的脑棉压迫。

内下壁骨折时，需要将内下方骨膜全部分离出，当一侧分离后可将脑棉填入，一为止血，二为标记，待从另一侧分离时发现脑棉即提示已互通骨膜下分离。

术终一定要认真核对脑棉数量，数量不够时不能关闭眼眶。

(4) 双极电凝

电凝用于外科止血起源很早，用于手术的电流为高频电流（频率每秒数千周到 2 兆周以上）。应用高频电流，即使电压高达数千伏，亦可安全通过人体，不引起神经或肌肉反应。利用高频电流的热效应，使血管壁脱水皱缩、血管内血液凝固，并使血管与血凝块互融为一体，而达到有效止血目的。双极电凝是神经外科的手术基础，也是眼眶手术中必不可少的工具，其目的主要是止血，既损伤小，又能达到止血作用。但电量太大及热传导有可能损伤邻近组织的血管，所以有时需要同时注入盐水，防止电凝过热。眼眶手术使用的双极电凝不宜太长（神经外科的双极电凝做眼眶手术太长且太粗），尖端在 0.5mm 左右最好。

骨折术中常需要切断某些组织或脂肪，为防止切开后出血，应先电凝后再切开。在分离过程中遇到眶下神经沟处的血管出血时，宜小心止血，因为邻近有眶下神经伴行，电凝时会有损伤的可能。除了止血外，还可电凝肿瘤囊壁或眶内脂肪使之收缩。

(5) 单极电刀

单极电刀是一种替代机械手术刀进行组织切割的电外科设备，切割过程中出血少。目前使用的针状电刀，可切结膜、皮下组织、骨膜甚至肿瘤。

（6）吸引器

吸引器除了可用于吸引外，还可当剥离子用，一边吸引一边剥离，减少手术时间。有时为了减少吸引作用，可在吸引器前置脑棉，可以吸血但不可以吸软组织。

（7）头灯加放大镜

现代眼眶手术用肉眼已经无法达到精细程度，所以需要运用灵活的头灯加放大镜，这是眼眶手术不可缺少的辅助工具，也是显微镜无法比拟的。因为显微镜的运用范围很小，眼眶手术一般不需要放大太大倍，且眼眶术野不固定，使用起来较困难。如果是浅表手术（如整形），可用头灯加 2 倍放大镜头灯加 4 倍放大镜可解决 95% 以上的眼眶手术，可见其价值。

10. 成人可选择的眼眶骨折修复材料较多，各种材料均有其优点和缺点

眼眶填置物分为自体和异体。异体填置物又分为可吸收材料和不可吸收材料，不可吸收异体材料可能会有些手术并发症（如移位、感染、排斥等）。研究显示，眼眶骨折术后可能因眼眶结缔组织与眼外肌间的粘连而造成运动障碍，生物可吸收材料的最大优点是材料可逐渐吸收，而不会遗留在眶内，其感染的可能性大大降低。

和儿童眼眶骨折修复材料比较，成人可选择的修复材料较多，也是因为成人眼眶骨折种类较多。成人眼眶骨折修复材料包括自体骨、硅胶、多孔聚乙烯、羟基磷灰石复合人工骨板、钛网

和预成形钛网、可吸收板等，根据骨折类型、范围，以及医生的习惯选用修复材料。

自体骨：多采用髂骨、上颌骨、下颌骨等，优点是高度的组织相溶性、抗感染、不易排斥；缺点是手术时间延长、供区切口，以及一定的吸收率等。

高分子材料：如 Medpor，羟基磷灰石复合人工骨板类价格相对便宜，但可塑性差，术后影像学显影不佳，但其抗感染力较强且临床使用较广泛（图11）。

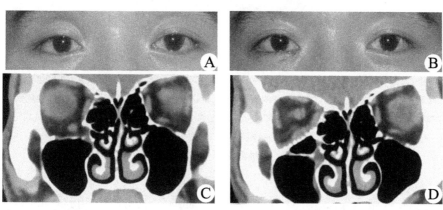

注：A：患者术前显示右眼球内陷，上睑沟加深；B：手术修复后患者右眼球内陷和上睑沟均恢复良好；C：冠状 CT 显示右眼眶底骨折，骨折内缘向下移位并累及隔角，隔角内有眶脂肪疝入，下直肌轻度移位；D：冠状 CT 显示眶底骨折手术修复后，填置物和下直肌位置良好。

图11 右眼眶底骨折

可吸收材料：因其可吸收（眶内无永久性植入物）的特点，临床使用越来越多，缺点是价格较贵，支撑力稍差。但术中可加热到一定程度，再按眼眶骨壁的形状或钛网原有的形状塑形，以适应眼眶骨壁的正常解剖形状。此类材料尤其适合儿童眼眶骨折的修复（图12）。

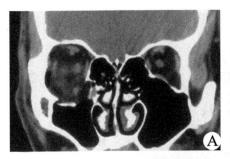

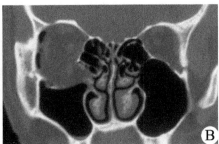

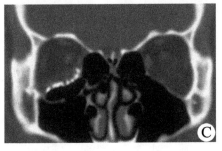

注：此例由于右眼眶底骨折内侧无可支撑的骨质，故需要钛网修复且可固定，如果用板状填置物，内侧因无支撑骨质，放置后有向下移位的可能（有时可将板状填置物内侧向上弯曲，置于内侧壁，但塑性困难）。A、B：不同窗宽冠状 CT 显示右眼眶骨折累及隅角，下直肌和眶脂肪移位疝出；C：术后冠状骨窗 CT 显示右眼眶（小）钛网修复眶底骨折位置良好。

图 12　右眼眶底骨折小钛网修复

钛合金材料：所有异体生物中最具生物相容性的植入物，支撑力强，可塑性好，是临床上最常用的修复眶内下壁骨折的材料。钛网手术后引起的粘连所致复视已有报道。预成形钛网在手术中应用时，可根据骨折范围大小进行裁剪（图 13）。

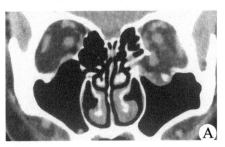

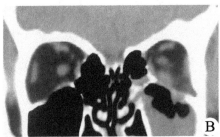

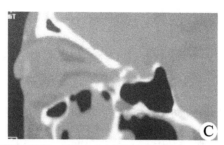

注：A：冠状 CT 显示左眼眶底骨折，脂肪疝入上颌窦较多，下直肌明显移位；B：骨折修复后冠状 CT 显示左眼眶底填置物位置良好（可吸收板），下直肌复位，轻度增厚，同侧上颌窦混浊（出血渗出）；C：术后骨窗矢状位 CT 显示眶底填置物和下直肌位置良好。

图 13　左眼眶底骨折可吸收板修复

　　单纯眶内壁或眶底骨折根据范围大小选用修复材料：羟基磷灰石复合人工骨板、多孔聚乙烯、可吸收材料、钛网，钛网尤其适合眶底骨折深达眶尖或眶内侧无骨壁支撑时选用，一般材料如果固定不佳，其填置物后缘或内缘有可能向下倾斜或移位，而钛网可于眶缘附近固定而起到很好支撑作用。

　　范围较大的骨折，如选用可吸收板会因支撑力度较差而不太适合。

　　眶内下壁骨折由于骨折范围较大，且有内侧形状问题，一般材料较难适合此处。数年前笔者曾用羟基磷灰石复合人工骨板做内下壁骨折整体修复，获得较好效果。现在最好的材料为预成型钛网或类似材料，因其独特的形状、角度和支撑性而广泛应用于眶内下壁骨折的修复。可吸收板如用于此类骨折，因其较软，术后会发现板面向内凹陷，致眶腔扩大，不利于眼球内陷的矫正，所以不建议使用。

多孔聚乙烯楔形植入物（porous polyethylene wedge implant）也称眼球内陷楔形体植入物（enophthalmos wedge implants），国内只是近几年才应用于眼眶骨折的手术治疗中，其最大的优点是形状薄厚不同，按照眼眶解剖位置设计，植入物的后端较厚，前端较薄，利于矫正眼球内陷，且分左右眼。目前临床使用有两种型号：小号的体积为 2ml（22mm×31mm×7mm）、大号的体积为 3ml（28mm×40mm×7.5mm），适合矫正眼球内陷和眼球下移位（enophthalmos/hypoglobus）。

笔者曾在临床行大量眼眶骨折手术，包括单纯眶底骨折、眶内下壁骨折，其中包括部分骨折患者眼球下移位。还行了数十例眶内下壁骨折使用预成型钛网后，眶容积仍不足，需使用补充材料的手术（图14）。

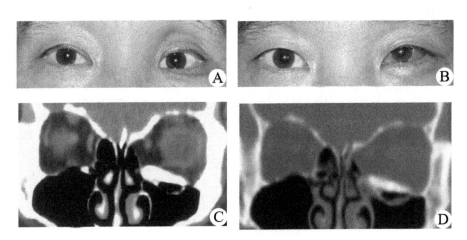

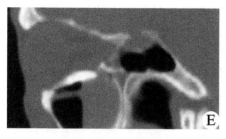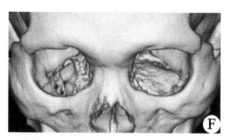

注：此 CT 显示左侧眼眶内、下壁骨折，但内侧骨折程度较轻，从矫正眼球内陷的角度只修复了眶底，并使用了楔形体，术后效果较好。如果使用其他板状材料可能达不到眼球内陷矫正的良好效果。A：左眼眶内、下壁骨折，眼球内陷轻度下移，上睑沟加深；B：左眼眶骨折手术后，患者眼球内陷和上睑沟加深明显缓解；C、D：术后不同窗宽冠状 CT 显示左眼眶内、下壁骨折修复术后眶底高密度填置物（术中填置物浸泡于碘油中故密度增高，否则显影不佳），内壁骨折较轻未做处理；E：术后骨窗矢状位 CT 显示眶底填置物位置良好，并显示填置物后部较厚；F：术后三维重建显示左眼眶底楔形体位置良好。

图 14　左眼眶底骨折多孔聚乙烯楔形植入物修复

有文献报道比较可吸收材料和不可吸收材料（如多孔聚乙烯）植入动物体内后，其填置物周围纤维血管膜形成的情况，结果显示可吸收材料不能被纤维血管膜长入，所以在眼眶骨折使用中有可直接接触暴露眼外肌的优点；但有可能出现排斥或移位的不足。而不可吸收材料在术后早期或大范围的骨折有可能发生填置物移位或排斥时更适用。

无论使用何种填置物均不建议直接与眼外肌接触，但手术中有时会发现分离后肌肉全裸于术野中，并无脂肪包裹，此时选用可吸收材料可能稍好些（因其软组织无法向内生长），不可吸收材料由于周围的纤维结缔组织可能长入填置物内，有引起粘连，诱发眼球运动障碍的可能，所以保留少许脂肪用于隔开眼外肌和填置物是有好处的。

　　临床上很少见原有鼻旁窦炎外伤引起的眼眶骨折，可能是因为鼻旁窦炎，尤其是长期病史的炎症造成眼眶骨壁增厚，对外伤的抗力较大，所以少见眼眶外伤引起的骨折，而且眼眶骨折修复术后感染的很少，可能与这个有一定关系。

　　小钛网和大钛网的区别：大钛网的内侧面较高，如果眶内壁骨折不明显，小钛网即可，否则需要大钛网修复内、下壁骨折。

眼眶骨折修复术后复查 CT 的重要性

11. 眼眶骨折术后复查 CT 很重要

眼眶骨折和眼眶肿瘤不一样，眼眶肿瘤术后一般不需要术后立即复查 CT（除非特殊情况），而眼眶骨折术后复查 CT 很重要，因为眼眶骨折修复术中需要在眶内放置填置物，复查 CT 可清楚了解眼眶解剖复位、眼外肌复位、眶内脂肪是否恢复到眶内、填置物的位置是否良好、眶内有无出血水肿等情况，如果术后出现视力障碍或丧失、眶压增高或感染迹象，则术后 CT 对了解术后眶内改变、填置物位置是否压迫视神经就更为重要。但有的填置物因为密度关系 CT 可能显示不清，如可吸收材料和多孔聚乙烯材料（如 Medpor，可于术中将材料浸泡于碘油中数分钟，再擦干残余，植入眶内，术后短期 CT 显示良好），但无论如何此种材料也能在 CT 上根据填置物的位置及眶内软组织的改变而有所显示（图 15、图 16）。

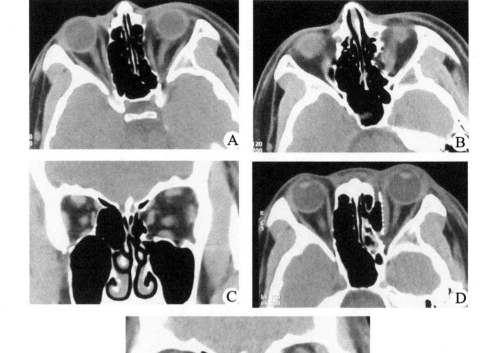

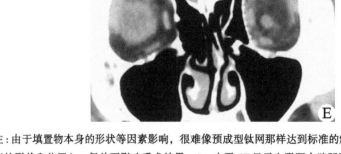

注：由于填置物本身的形状等因素影响，很难像预成型钛网那样达到标准的解剖复位（与眶腔类似的形状和位置），但并不影响手术效果。A：水平 CT 显示左眼眶内壁凹陷性骨折，骨折接近眶尖最深部，眶腔扩大；B：水平 CT 眶下层面显示左下直肌较右侧明显加长，提示下壁骨折；C：眶中部冠状 CT 显示左眼眶内壁骨折，眶后部眶腔呈四边形扩大，下壁骨折较轻；D：左眼眶壁骨折修复术后，水平 CT 显示眶内侧壁填置物位置良好；E：术后冠状 CT 显示左眼眶腔明显缩小，由于眶底骨折较轻术中未做处理。

图 15　左眼眶内、下壁骨折

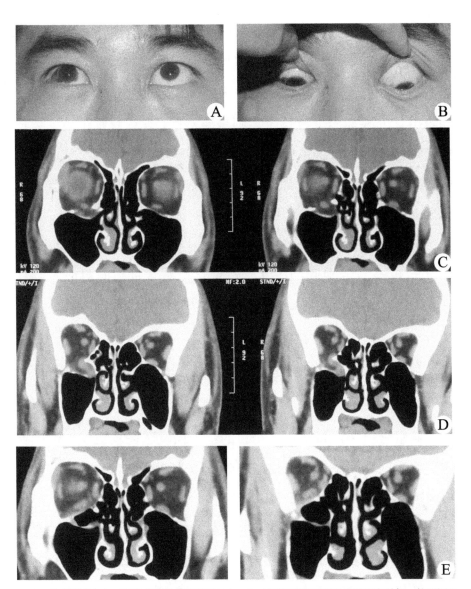

A、B：患者眼球向上、下运动障碍，结膜下出血；C：连续冠状CT显示右眼眶底骨折，软组织和下直肌明显向下移位，部分疝入上颌窦；D、E：手术修复后冠状CT显示填置物（可吸收板）位置良好，下直肌和眶内软组织全部复位。

图16　右眼眶底骨折

一般复查水平 CT（主要观察内壁）、冠状 CT 和矢状位 CT（主要观察眶底），如果放置了预成型钛网，可加做三维重建。

术后复查 CT 的重要性还在于如果术后患者出现明显眼球运动障碍，或眼球向一侧移位，则需要 CT 了解填置物位置，以便决定是否再次进行手术修复。有些病例早期再次手术可能收到较好效果，因为经过一段时间有可能局部发生粘连，给再次手术操作带来困难。

我们曾遇到过多例骨折术后出现一系列问题，由于早期复查 CT，可以及时发现问题所在（填置物位置不佳、眼外肌有夹持等），及时探查并重新调整材料位置，从而获得较好效果。

12. 防止眼眶骨折修复术后眼球内陷欠矫和过矫是一个棘手的问题

眼眶骨折手术修复有 3 个目的：①恢复眶内软组织，形成新的眼眶解剖界限；②矫正眼球内陷；③改善外伤后的复视。其中手术矫正眼球内陷是一个棘手的问题，从临床分析手术矫正眼球内陷欠矫的情况比较多，过矫的情况比较少。尤其较大范围的眼眶内、下壁骨折，医生都知道术中应过矫 1～2mm，但术中的情况复杂，一般较难达到，或者术中观察内陷矫正良好，术后随着眶内水肿消退，眼球内陷有可能恢复原状。欠矫的原因主要是眶容积不足，虽然术中及术后影像学显示眼眶解剖复位良好，疝出的眶内软组织基本复位，但仍会眼球内陷。原因可能与外伤造成的脂肪部分萎缩有关（这可能是远期眼球内陷的主要原因），所以眼眶骨折后眼球内陷超过 2mm，如果只用平板状的填置物一般只解决解剖复位，眶容积仍不足，有可能术后 1 个月，眶内水肿消退后多数患者会发现眼球仍内陷如初。软组织外伤所致的延迟性眼眶软组织萎缩对晚期眼球内陷起着重要作用，因为软组织萎缩无法靠最初手术骨重建或软组织复原预防，所以需要手术中稍过度矫正才有可能矫正术后眼球内陷（图 17）。

如何解决眼眶骨折修复术后眶内容不足的问题呢？目前解决的方法，例如，眶内下壁骨折，笔者单位多采用在预成型钛网（解决解剖复位）表面再置一块眶底楔形体（解决眼球内陷），如果体积过大，可适当削减体积以增加眶容积，矫正眼球内陷，临床已使用多年并证实是一种较好的方法。以前曾用过多层材料的填置方法矫正眼球内陷，虽然没有发现感染但存在风险，和后来使用的眶底楔形体比较起来，还是后一种效果良好。

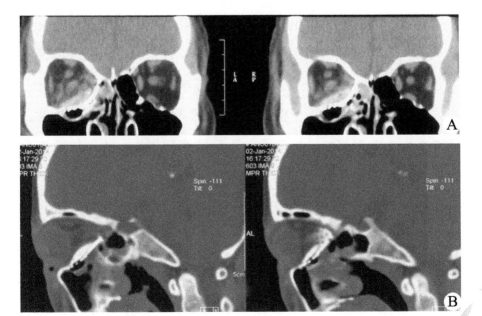

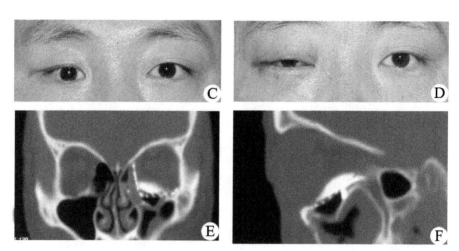

注：A、B：冠状和矢状骨窗 CT 显示术后预成型钛网和楔形植入物位置和形状；C：患者右眼眶内下壁骨折眼球内陷 4mm；D：术后右眼球内陷过矫 1～2mm 水肿消退后效果较好；E、F：另一个患者左眼眶内下壁骨折术后骨窗冠状和矢状 CT 显示预成型钛网和楔形植入物位置和形状。

图 17　右眼眶内下壁骨折钛网联合楔形体植入物修复

　　眼球内陷欠矫的另一个原因是眶壁解剖复位不佳，重建后眶腔仍扩大，如眶底向上的斜坡在重建时很重要。

　　术前、术中和术后的眼球内陷测量都很重要。在眼眶骨折修复术中，眼球内陷测量多数是采用肉眼观察双眼突出度，尽管不十分准确，但差距不会很大。另一种方法是使用消毒的突眼计，眼眶重建后测量较准确，但消毒操作麻烦且对突眼计损害较重。笔者采用术中观察并比较双眼睑表面的隆起度或从头顶侧观察双眼突出度进行测量。

　　如果做过眼眶骨折重建术，晚期发现眼球有内陷，如何处理？可否再做手术修复？此类问题因人而异，再次手术不是不可能，但需要考虑的因素较多。例如，患者本人对手术的期望值。

原使用的填充材料是取出还是保留？如果取出原材料，再用哪种更合适？如果不取出，再加材料用哪种？再次手术可否改善外观？笔者曾因各种会诊原因再次手术取出过多种材料，如预成型钛网、Medpor、羟基磷灰石复合人工骨板等，每种材料粘连程度不一，取出难度亦不同。所以当医生决定要再次手术时，先要考虑第一次使用的材料是否还能继续使用？早年笔者有一次欲取出预成型钛网（初次手术后 3 个月，因材料位置倾斜太重），结膜切口后瘢痕粘连严重，而且钛网孔内有软组织长入，表面有一层纤维组织，分离困难，又因钛网较大必须将钛网全部游离才有可能取出，强行牵拉有可能引起肌肉损伤。最后游离后钛网取出时因结膜切口不足够大取出困难，取出后重新放置于正常位置。但术后出现典型的下斜肌麻痹，斜视严重，术后 4 个月才慢慢恢复。

Medpor 和羟基磷灰石复合人工骨板的取出也可因周围和表面有纤维组织增生而增加取出难度。如果不是必须取出，尽量不要取出原使用的材料，可在表面填置其他材料，如楔形体植入物。无论如何，再次手术的难度明显大于初次手术，所以医生和患者均应清楚，不要盲目手术。

如果手术后短期因某种原因再次手术，分离难度要小，因为纤维组织还未增生。

骨折修复手术后总是会遇到这样或那样的问题，但是否再次修复或探查呢？如果再次手术是近期做还远期做？再次手术是否能解决问题？如果再次手术后问题没有解决是否更尴尬？这一系列的问题经常摆在每个眼眶外科医生面前。

例如：做过眶底骨折手术修复重建，术中放置了 Medpor 或羟基磷灰石复合人工骨板类填置物，术后发现患者眼球向上移位，下转明显受限。是否需要立即再次探查手术？在此有几个问题需要考虑：①如果术中使用了板状填置物，一般不可能是因填置过厚导致眼球上移位，除非填置物位置出现了问题；②眶底骨折时如果合并下直肌疝出，术中恢复肌肉时肯定会造成下直肌的损伤或伤后下直肌已有了不同程度的损伤，在将下直肌恢复至眶内原位时，肌肉会在术后一段时间麻痹，多可自行恢复，除非外伤或手术造成肌肉损伤比较严重；③如果术后出现问题无法解释，最好的方法是立即做眼眶 CT 了解眶内和填置物情况；④如果没有十分把握再次手术能解决问题时，最好先观察一段时间（图 18）。

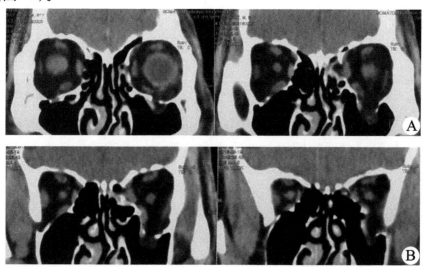

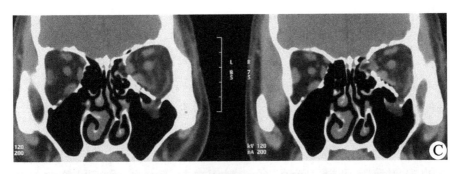

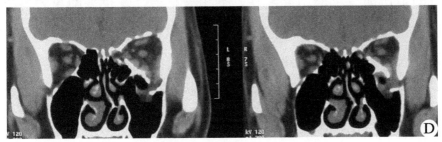

注：如果放置预成型（大）钛网，可能遮盖全部骨折区；小钛网内侧上端较短。A、B：左眼眶内下壁骨折冠状 CT 显示左侧隔角正常，内直肌轻度增粗内移位；眶底部分脂肪疝入上颌窦，下直肌轻度移位；C、D：手术修复后冠状 CT 显示填置物放置隔角附近，内侧壁上端和下壁外侧均不够长，部分软组织少许疝出。

图 18　左眼眶内壁和下壁骨折修复手术前后

如果遇到术后视功能明显下降、眶压明显增高、眶内可能有遗留物等，这是必须再次手术探查的。

眼球内陷的过矫临床上较少，多数是由于术后眼球向一侧移位，一般如果术后短期眼球内陷矫正不足或与正常眼对称，远期多数会继续发生内陷，所以术中或术后短期过矫 1 ~ 2mm 是正常的，超过 2mm 有可能发生过矫。过矫的原因多由于填置物体积较大，术中预估欠佳引起。处理方法可将其取出，缩小体积后再植入，有可能减轻过矫的眼球突出。伤后眼球内陷手术过矫多见于术前眼球内陷较轻，而术中填置物过多所致。而临床上所见较重的眼球内陷，尤其是超过 3～4mm 者，极少过矫。

眼眶骨折修复术后复视如果在术后 3 个月无法自行缓解，可能均需要眼肌手术。有文献统计约 50% 的眼眶骨折手术后可能仍存在复视问题，术后粘连、外伤时眼外肌的损伤或手术本身的损伤都有可能引起复视。据相关报道，骨折范围较大、超过 14 天的手术修复，以及外伤造成眶软组织嵌塞者有可能骨折修复术后残余复视。并非所有复视都需要再次手术，因为平视和下视是日常最常用的视野范围，而有些向上极度注视时的复视一般不影响生活。

儿童眶底骨折

儿童时期面部外伤骨折中第三位的是眼眶骨折。儿童眼眶骨折因其眶底骨质较薄，软且有弹性，一旦外力造成骨折多为裂隙状，在外伤后的瞬间即有软组织和（或）下直肌向眶外疝出并嵌塞，伤后患儿症状明显，甚至可能出现眼心反射症状（如恶心、呕吐）和随之而来的代偿头位等，由于患儿年龄较小无法述说，又无明显眼球内陷，有时致伤原因较轻（常被家长所忽视），所以临床误诊概率较大。

裂隙状骨折（亦称 trapdoor 骨折）后如果下直肌嵌塞时间较长，会引起肌肉缺血、缺氧等一系列病理改变，所以即使手术顺利而肌肉的功能有时难于完全恢复，且伤后的手术的时间愈短，预后可能愈好，反之较差。由于儿童此类眶底骨折后部分患者眼部无明显出血和淤血的表现，尽管有明显的眼球运动障碍，但外观貌似正常，故亦称白眼骨折（white-eyed blowout fractures）。儿童眶底骨折的症状、手术时机与成人有所区别。儿童眶底骨折可能是眼眶手术中相对需要急症处理的眼眶外伤。

13. 儿童 trapdoor 骨折诊断后 24 小时内应手术修复

儿童骨质较软弹性较好、骨质缝融合不完全、骨膜较厚等因素使儿童眶骨更容易接受较大冲击力而骨质损伤不严重，这是与成人眼眶骨折的最大区别。临床上因为患者年龄较小，主诉不清楚，或影像学骨折不明显，也是非常容易漏诊的，应引起临床医生警惕。儿童眶下壁骨折后由于眶骨膜、脂肪或眼外肌的嵌入可能引起永久性软组织损伤，所以建议尽早手术探查以减少由于眼外肌运动障碍导致永久性复视的危险。一般认为，儿童眶底骨折，如果有下直肌嵌塞，多数表现有眼心反射症状（如恶心、呕吐等），手术越早越好。在 Gerber 报道的儿童眼眶骨折中，伤后 1 天内手术的效果明显优于 3 天后再手术。多数医生同意，儿童 trapdoor 骨折诊断后 24 小时内应手术修复。问题是多数因发现较晚或其他因素而致手术时间延迟，丧失了最佳手术时期，所以儿童眶底骨折需要医生和家长的配合，提高对此类骨折预后严重性的认识。

目前对某些儿童眶下壁骨折是否需要手术可能仍有争议，尤其是裂隙状骨折且无骨折移位，仅有少许脂肪疝出时是否需要手术治疗？临床上不单纯是治疗问题，诊断上也有争议。因为儿童此类骨折的外伤有时并不重，可能因跌倒等并不严重的眼部钝伤或击伤所致，所以儿童眼部外伤不像成年人那样有明显的肿胀、出血等，同时，儿童眼部外伤骨折线不明显，多数没有眼球内陷，影像学有时仅有一些骨膜的撕裂，甚至骨折无明显移位，也无明显眶内软组织疝出时，到底是否诊断为眶底骨折？骨折后引起的眼心反射症状也类似颅脑损伤，再加上儿童检查不合作等因素，所以更易被忽略。

儿童眶底骨折是否需要尽早手术修复有几点值得注意：①患者有无代偿头位？②影像学有无明显软组织（包括脂肪和眼外肌）的嵌塞？③如果仅有少许脂肪嵌塞，无下直肌疝出或嵌塞，但患儿有眼球运动障碍是否需要手术？④有无明显的眼球运动受限或代偿头位？所以临床上很多问题，需要多因素考虑，因人因病而异。临床表现及检查结合影像学骨折的显示多能正确判断是否需要手术修复（图19）。

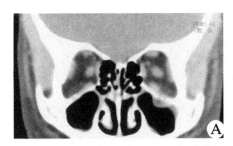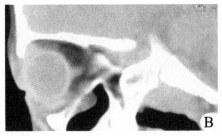

注：由于 CT 角度或骨折面积及下直肌周围出血、水肿等多方面因素影响，并不是所有眼外肌的嵌塞影像学都能显示，尤其是小部分肌肉的嵌塞 CT 显示更困难。此例患者矢状位 CT 显示高度可疑下直肌部分嵌塞于骨折缝中，术中探查见下直肌嵌塞于骨折缝中，呈紫色充血状。如果下直肌嵌塞较少，仅从几个冠状 CT 层面很难判断。A：冠状 CT 显示左眼眶底骨折呈裂隙状，有眶脂肪疝出，下直肌无明显嵌塞；B：矢状位 CT 显示眶底不连续，相邻上颌窦顶部有眶脂肪团疝出，可疑其中有下直肌嵌塞。

图 19　儿童左眼眶底 trapdoor 骨折

Lee 曾报告一例 6 岁儿童右眼眶内壁 trapdoor 骨折，但两次 CT 扫描均正常。患儿右眼眶外伤后当时不配合无法进行检查，镇静后 CT 扫描未见眼眶骨折和软组织改变，伤后第七天由于患儿持续恶心、呕吐再次来诊。检查发现右眼外展明显受限，再复查 CT 仍未见明显骨折。因症状明显决定全麻下手术探查，牵拉试验有阻力，术中见右眼眶内壁无明显骨折移位，但见有软组织嵌入，恢复眶内软组织后 3 周，患儿眼球运动完全恢复正常。此例提示，儿童患者由于检查不合作，主诉不明确，要认真全面检查并定期随访，以期发现问题，及时处理。

笔者曾遇一例患者，10 岁儿童，左眼眶撞伤后 4 周，主诉复视半个月后无缓解，有轻度代偿头位。冠状 CT 显示左眼眶隅角呈裂隙状骨折，少许脂肪组织嵌入，并无眼外肌嵌塞。单从 CT 分析，骨折很轻呈裂隙状，下直肌轻度增厚并无嵌塞（图 20）。全麻经结膜入路眶底骨膜下探查，术中见眶中部内下隅角附近均骨折，破碎，确有一束脂肪组织疝入到骨折裂隙中（术中所见比 CT 显示重），清理骨折破片及复原脂肪组织后，因局部无明显骨折缺失，未做眶底重建放置填置物，手术顺利。遗憾的是患者出院后失访，不知最终复视是否恢复正常，但从此例（临床并不少见）中得知，术中所见多数比 CT 所见的骨折重，且范围广。当然临床也见过虽然 CT 所见骨折较重，但患儿临床表现很轻，所以影像检查供医生参考，要将患儿的临床表现和影像综合考虑方可做出正确判断。

牵拉试验、牵位试验对于鉴别眼球运动障碍是神经性还是机械性很有意义，但由于牵拉试验有痛苦，多数儿童并不配合，所以此项检查对儿童眶底骨折的实用性不是很大，多数在全麻下手术中施行。另外由于牵拉的力量较患儿的眼球运动大很多，所以有时对牵拉的试验结果的评估只供参考，即使在全麻下也是如此。有时认为无明显牵拉阻力时，可能存在某些我们感觉不到的阻力，因为这是医生一种主观检查，包括成人也是如此，所以行牵拉试验时这些因素均应考虑。

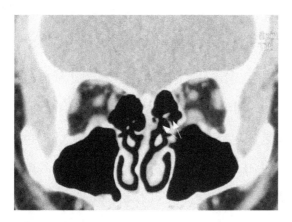

图 20　冠状 CT 显示左眼眶内下隅角骨折，少许脂肪疝入（箭头）

14. 儿童眶底骨折手术睑裂小，切口小，视野相对窄，对医生的要求较高

儿童眼眶手术尤其是眶底骨折手术，与成人不同的是睑裂小，切口小，视野相对窄，故对医生的要求亦高。

一般采用针状单极电刀结膜切口（一般不需要外眦切开扩大切口），损伤少，出血少。结膜切开后，沿眶下缘切开骨膜，儿童眶骨膜较厚，沿骨膜下分离至骨折区。根据术前冠状 CT 和矢状位 CT 判断出骨折区的位置，骨折区的前缘和后缘（矢状位 CT），以及骨折面积大小，下直肌和脂肪疝出的多少，并观察同侧上颌窦内有无积血。如果只有脂肪嵌塞且嵌塞较少则术中的分离相对容易，但如果脂肪疝出的较多且较深，分离亦较困难；如果下直肌疝入到上颌窦内，分离应小心谨慎。由于多为裂隙状骨折，骨折缝隙较窄，强行分离出下直肌有可能造成医源性损伤，用咬骨钳或骨凿去除骨折前缘的骨质，扩大骨折区（慎用电钻磨骨，因速度较快有损伤下直肌的可能），充分暴露疝入到上颌窦内的脂肪和下直肌，小心清除骨折周围骨质以便于肌肉的分离。术中多见脂肪包裹或粘连中的下直肌充血肿胀呈紫色，可沿骨折边缘钝性分离出肌肉。困难在骨折的后缘分离，一般在头灯加 4 倍放大镜下操作可直视分离，或沿骨折的两侧骨缘向后分离。如果骨折后缘较深，分离时应小心，防止损伤视神经或血管。必要时下直肌预置缝线牵拉可确定其位置，将下直肌全部分离出骨折区后，即可窥见骨折后缘（如果分离过程中未见骨折后缘，可能会有脂肪或下直肌仍在骨折区内疝出）。然后根据情况放置填置物，为了保证无下直肌尤其是后缘的嵌塞或夹持，应牵拉下直肌查看是否放松，以保证手术效果，或者将填置物抬起，从其下方直视骨折区内有无软组织残留。如果骨折区较小可不做眶底重建。

儿童眼眶眶底骨折时的眼球内陷虽然较少发生，如果有眼球内陷是否需要矫正？多数医生认为待术后观察一段时间，再决定是否需要矫正。

15. 儿童眶底骨折修复尽量使用可吸收材料

眼眶骨折儿童是一组特殊人群，使用材料需要考虑患儿的一生时间很长，应选择无刺激、非终生异物、并有良好的生物学效应，还能起到支撑作用的材料。

不论成人还是儿童的眼眶骨折，眶内填置物多数是永久性异物，所以如果有可能尽量使用可吸收材料（具有组织相容性好，可被人体降解吸收的特点）。这种可吸收材料一般置入后一年吸收，在其吸收过程中材料周围增生的一层纤维组织足以填补骨折区，所以不必担心材料吸收后骨折支持问题。儿童眶底骨折尤其是裂隙状骨折时，如果骨折区较小，亦可不用材料填置。

可吸收材料因强度问题不适合面积较大的骨折，使用时有可能材料变弯，影响手术效果。虽然可吸收材料术后复位 CT 显影不佳，但仍可从 CT 片上整齐的线状判断出填置物所在。

16. 儿童眶底骨折修复术后恢复的效果难以估计

眼球运动的恢复情况是每一位眼眶外科医生和患者家属都非常关心的，但可能是很棘手的问题。儿童眶底骨折绝大多数手术修复后眼球运动恢复良好，但少数术后眶底骨折手术修复顺利，术后患儿的眼球运动开始恢复良好，但数日后发现眼球位置和运动障碍无明显好转或有逐渐加重的趋势，甚至类似术前，虽不是每每如此，但并非个案（图 21、图 22）。

儿童眶底骨折手术修复后的复视观察时间至少 3 个月，不要急于干扰。永久性复视多由于下直肌的直接损伤和纤维化，所以 trapdoor 骨折的延误诊断和不及时治疗可能增加术后复视的可能性。有相关报告，此类骨折术后的永久性复视高达 50% 以上，恢复期可达 18 个月，甚至更久，所以此类骨折手术预后较差，尤其是年龄较小的患者（多见于 9 岁以下患者）。目前国内外专家均认为，早期手术是治愈的关键。

临床上，对儿童眶底骨折术后恢复的效果难于估计，尽管手术顺利，填置物位置良好，下直肌恢复位置正常，但眼球呈下转位，上转明显受限，甚至固定；或术后早期眼球运动好转，数日后眼球开始下移位，有时牵拉试验阻力很大。目前尚不十分清楚原因，可能与儿童时期结缔组织增生有关。尽管再次手术，似乎也改善不大，所以不要急于再次手术（图 22）。

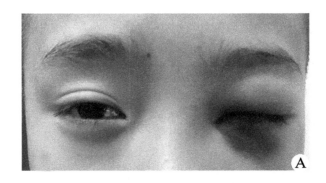

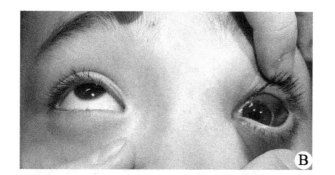

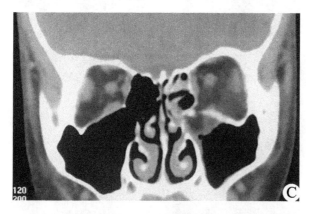

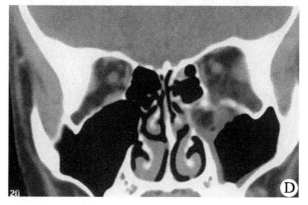

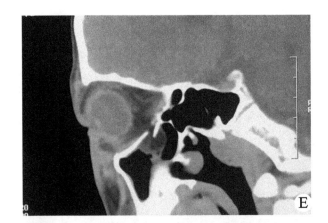

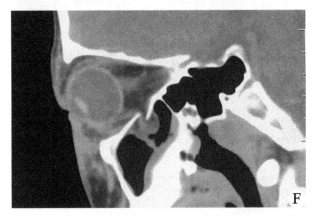

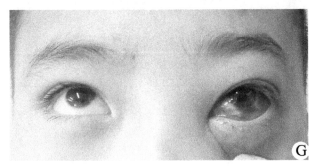

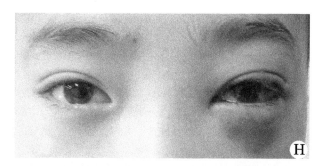

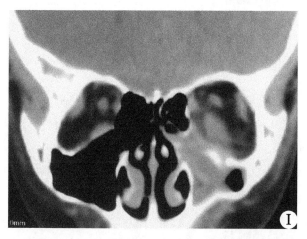

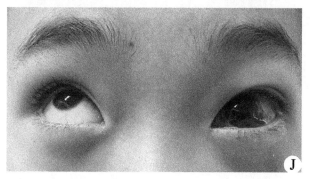

注：由于下直肌疝入到上颌窦尤其是与骨折前缘呈直角疝出，所以分离过程中宜将骨折缘去除少许扩大骨折区，以便下直肌的分离和复位，如若直接强行分离有损伤下直肌的可能。A、B：患者8岁，摔伤后3天，左眼复视明显，检查：左睑皮下和结膜下出血，眼睑肿胀，因欲克服复视不敢睁眼，眼球上转不能；C、D：冠状CT显示左眼眶内下隅角骨折，疝入到上颌窦的软组织密度影为下直肌，周围低密度为眶内脂肪，D：显示下直肌疝出明显；E、F：矢状位CT显示眶底后段

骨折，脂肪和下直肌（呈半圆状）疝入上颌窦，F：显示下直肌在上颌窦顶部呈弯曲状高密度影，眶内段下直肌明显有中断或缺失；G、H：全麻下术中牵拉下直肌固定阻力很大。结膜切口，眶底骨膜下分离，见眶中后部骨折，并见大量脂肪疝入上颌窦，分离脂肪后发现下直肌充血呈紫色水肿状，此时上颌窦顶部大量积血，混合分泌物呈胶冻状，全部吸出，去除眶底骨折的部分前缘，全部分离出脂肪和下直肌暴露骨折后缘，置入可吸收眶底板，此时牵拉眼球垂直运动自如，缝合骨膜和结膜，眼球手术修复后次日左眼球正位，上转明显好转。I：术后冠状 CT 显示左下直肌水肿肥厚明显（恢复正常位置的肌肉仍处于充血水肿中），填置物位置良好。上颌窦软组织密度影（提示术中仍有水肿或出血渗入上颌窦，如果使用其他没有孔隙的填置物，眶内出血或水肿渗入直接进入眼眶可能致眶压增高，影响术后恢复）；J：术后一周患侧眼球运动向上转明显障碍，目前正在训练恢复和观察。

图 21　左眼眶 trapdoor 骨折

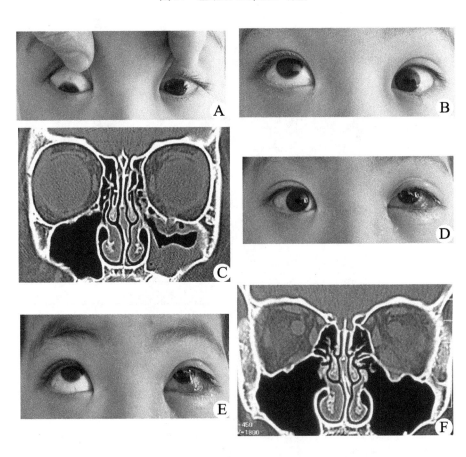

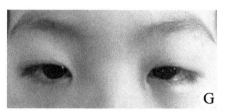
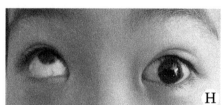

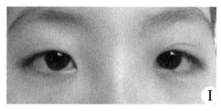
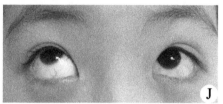

注：此病例可见，儿童眶底骨折术后恢复过程中是有变化的，此变化在成人中很少见，提示儿童骨折术后有特殊性，其原因目前尚不十分清楚，但可见儿童眶底骨折术后眼球运动无改善尽量不要积极处理或探查，可观察一段时间是有可能恢复功能的（但前提是手术成功，术后 CT 显示无明显软组织和下直肌的嵌塞）。所以随访和定期复查是有意义的，而且随访时间要超过 3 个月。随着此类病例不断增多，我们可能对儿童眶底骨折后的恢复有更多了解。A、B：患者男，6 岁，外伤后左眼眶底骨折 4 天，左眼上、下转均明显受限，外观无明显出血肿胀，亦称"白眼骨折"；C：冠状 CT 显示左眼眶底骨折，下直肌和部分脂肪疝入上颌窦（trapdoor 骨折），同侧上颌窦混浊出血；D：全麻下手术顺利并植入可吸收眶底板材料，术后次日左眼球轻度上移，结膜下出血，眼球向上运动明显改善；E：全麻下手术顺利并植入可吸收眶底板材料，术后次日左眼球轻度上移，结膜下出血，眼球向上运动明显改善；F：术后骨窗冠状 CT 显示下直肌复位，填置物位置良好；G、H：术后 1 个月左眼球上转明显受限，类似术前；I、J：术后 4 个月左眼球上转明显改善。

图 22　左眼眶底骨折（田艳明提供病例）

如何处理眼眶骨折修复手术并发症

眼眶手术是一种高风险的手术，因眶腔狭小，神经、血管等正常结构居多，其中任何的损伤都有可能造成永久并发症，眼眶爆裂骨折手术也不例外。

17. 视力丧失或下降的原因为视神经和（或）视网膜中央动脉的损伤、填置物压迫、眶内出血或水肿

任何眼眶手术均有可能造成视力丧失，眼眶骨折修复手术引起的视力丧失原因主要有以下几个方面：

（1）视神经和（或）视网膜中央动脉的直接或间接损伤

眶尖结构复杂，任何眶尖操作均有可能损伤视神经或其供血动脉。眼眶骨折修复手术均应将骨折的四个缘暴露良好，才有可能达到较好效果，但分离骨折后缘（尤其是内壁）时因距离视神经较近，有可能造成视神经的直接损伤，所以内壁骨折（尤其是邻近眶尖）的修复手术应小心并直视下操作。

眶底是向上倾斜的，当眶底骨折时骨折片向上颌窦坠落，分离时应向上分离疝出的眶内软组织，当超过眶底骨缘时就会进入眶内。如果眶底骨折后缘距离视神经较近，分离进眶内后要谨慎小心。术前的水平 CT 和矢状位 CT 可充分了解骨折的范围和距离视神经的远近。

这种直接损伤主要是剥离子在分离过程中损伤或挫伤视神经，或双极电凝止血时损伤视神经的血供或视神经本质，导致视功能下降或丧失。如果在全麻术中发现患侧瞳孔中度散大，可能是一个危险信号，提示距离视神经较近了。

直视下操作是眼眶手术标准，盲目分离是大忌，尤其是出血较多视线不清时。

在全麻苏醒后，如果发现患眼无光感（如果有视力监测）或数小时后发现视功能下降或消失，应立即打开敷料检查视力、眶压、眼底，以确定视功能损伤的性质和程度，进行对症处理。如果为术中视神经的轻度损伤引起的视力下降或丧失是有抢救机会的，当然要发现早，抢救及时。如果术中造成视网膜中央动脉栓塞，应对症处理，其预后较差。

正常眼眶内壁的解剖标志是后筛动脉，此动脉距视神经孔眶口约 5mm，但内壁深部骨折后此标志常消失，大量眶内脂肪陷入筛窦并粘连，当分离脂肪并欲暴露骨折后缘时，一般直视下可见到后组筛窦壁与眶内壁的交界处，此时已邻近视神经眶尖处，再分离宜非常小心，除非解剖关系识别很好，且无明显出血。一般情况下可将筛窦内所有眶内脂肪分离并恢复至眶内，从而充分显示后筛与眶内壁的交界处。但填置物的位置不一定将全部骨折覆盖，因填置物的后缘有压迫视神经的可能，此处的眶尖非常狭窄。

（2）填置物压迫

眼眶骨折修复的填置物等材料均较硬，尤其是填置物的边缘，如果填置物的位置不当或靠后接近眶尖时，有可能压迫视神经引起视力丧失。虽然我们提倡眼眶骨折术中暴露骨折的四个缘，并将疝入鼻窦的脂肪或肌肉全部恢复至眶内，但并不意味着用填置物将骨折范围全部遮盖，尤其是骨折的后缘。不论是内壁还是眶底骨折，多数骨折后缘均邻近视神经，任何填置物过于靠后均有可能压迫视神经，所以放置填置物时骨折的前段尽可能遮盖，后缘可保守些，这并不影响手术效果。

如果术后视力丧失并发现是因填置物的位置不当压迫所致（术后 CT），应立即再次手术取出填置物并重新放置，此种视力丧失是有可能恢复的。关键是早期发现早期处理，且损伤不严重。填置物压迫视神经，患者全麻苏醒后多疼痛明显，应引起医生注意。

临床多见填置物后缘翘起朝向视神经，术后 CT 扫描可清楚显示。

（3）眶内出血或水肿

眼眶是一个密闭的骨腔，眶内的长时间分离等操作均可致出血和水肿，如果止血不彻底且无处引流可致眶压增高，当眶压增高到一定程度未缓解时，可致视网膜中央动脉栓塞或闭锁。幸运的是多数骨折后眶腔与鼻窦沟通而形成一个天然的空间，部分血液流向鼻旁窦而减轻了眼眶的压力。但如果出血较多仍可造成眶压增高。所以眼眶骨折手术中应建立好眶腔与鼻窦的沟通，致眼眶引流良好。当然充分止血非常重要，尤其是活动性出血。

眼眶骨折修复术中填置物与眶壁之间无法靠压迫止血，所以充分止血或引流显得十分重要，不像一般的眼眶手术可靠眶内软组织的压迫止血，所以带孔的填置物有利于术后引渡。

眼眶骨折术后的出血除了软组织出血外，还可能是骨壁本身出血或鼻旁窦黏膜出血。鼻旁窦黏膜出血在术中可用电凝或肾上腺素压迫。术后常规使用皮质激素，这有利于水肿消退。

18. 填置物位置超过眼球赤道部后，矫正眼球内陷的效果好

眼眶骨折修复过程中需要放置一些填置物于眶内（如 HA 骨片、自体骨、钛网、Medpor、可吸收骨板），从矫正眼球内陷的角度分析，填置物的位置越靠近眶尖，矫正眼球内陷的效果越好，但损伤视神经的风险也越大。实际临床上发现填置物放的位置超过眼球赤道部后矫正眼球内陷的效果好，但这也与填置物的厚度和位置有关（图 23、图 24）。

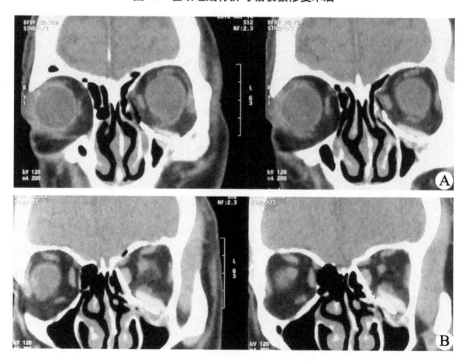

注：由于眶内壁无骨折缘可供填置物支撑（尤其眶后部），或填置物稍短所以下移，如果使用（小）预成型钛网前端可固定，可减少填置物位置的改变。A：左眼眶底骨折术后眼眶中部冠状 CT 显示左眼眶底填置物位置不佳，内侧明显向下移位，眶腔扩大（矫正眼球内陷的效果差）；B：眶后部冠状 CT 显示填置物位置稍低，下直肌和部分眶内软组织未复位。

图 23　左眼眶底骨折可吸收板修复术后

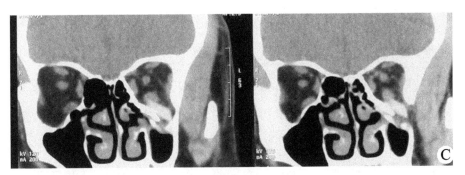

A：左眼眶内下壁钛网修复术后冠状 CT 显示内壁前端钛网不够长，也可能因角度倾斜；B：中部冠状 CT 显示钛网上缘应向外倾斜，可能因内壁上缘无支持所致；C：外下方高密度板状物可能因欲矫正眼球内陷加用了填置物，但部分材料与下直肌接触，有可能将来影响下直肌运动。如果外加填置物向内下方放置，可将下直肌完全置于其上方，这样影响眼球运动的可能性减小。

图 24　左眼眶内下壁骨折手术修复术后

（1）填置物不恰当的位置

眼眶骨折修复手术中填置物的放置与骨折位置、材料厚度及术者的习惯有关，但先应考虑手术后效果。

外侧：临床曾见过眼眶内壁骨折，而填置物放在外侧，这不是标准的填置物位置，也不是常用的位置。由于眶外壁与中线呈45°角，任何眶外侧填置物均可能造成眼球向内移位，且可能影响眼球的外展运动。据文献报道，有学者将材料放置于眼球的外上方矫正眼球内陷。

眼球赤道部前的填置物：眼球赤道部前的任何填置物如果超过一定厚度时均可能使眼球向对侧移位，而非向前突出。临床较常见的是眶底骨折修复时，可能是为了矫正眼球内陷，眶底放置的骨片超过 2 层甚至 3 层，术后常致眼球向上移位，向下运动明显障碍；也可能因填置物在眼球赤道附近过厚（如楔形体眶底最厚处达 7mm，此厚度如正置于眼球赤道部，从而导致眼球向上移位）引起；有时填置物不一定很厚，但由于一个平面填置物架于眶底，眶底两侧较高时，实际上比一层填置物抬高眼球的效果更明显，所以超过临床常用填置物 2 层以上者均有可能引起眼球移位。眶内壁由于空间狭小，放置过多的填置物的可能性比眶底要少，临床常见的是不论内壁还是下壁的部分填置物置于鼻窦内 1～2 层，只有一层在眶壁的正常位置，这对矫正眼球内陷效果较差。

（2）填置物倾斜

不论是眶内壁还是眶底骨折修复时，应将填置物置于两骨折断端，架起眶内容。在操作过程中由于分离困难或粘连过重、填置物过小或短，或术中未能暴露出眶骨折缘，或术后包扎压迫等原因，术后 CT 显示填置物一侧架于骨折缘，另一侧可能插入鼻旁窦，造成其倾斜。轻度倾斜的填置物可能对手术疗效影响不大，多者可能是眼球内陷矫正不足，重者则可能导致眼球运动障碍或影响视功能。这是临床上眼眶骨折修复术后常见的问题。

填置物如果位置靠前（无论是内壁还是下壁），可在皮下触及，甚至会导致皮肤破溃，这会给患者带来不适，所以填置物的前缘不应超过眶缘，应在术中剪除。

19. 术后眼球位置偏移多偏向填置物的对侧

眼眶骨折修复手术不论使用何种填置物均有可能导致术后眼

球偏移，多偏向填置物的对侧。例如，眶下壁骨折术后眼球向上移位，向下运动障碍。分析原因有几种可能：①填置物位置靠前或过厚；②手术操作引起下直肌暂时麻痹，等待数日有可能自然恢复正常；③原眶底骨折后大量脂肪疝入上颌窦，当全部恢复至眶内时有可能造成短期眼球向上移位；④少见的原因是下直肌外伤后嵌塞于骨缝，分离过程中造成肌纤维的部分全部断裂，或外伤已造成眼外肌的断裂；⑤长时间的肌肉嵌塞，肌肉本身的供血障碍，虽然术中嵌塞的眼外肌分离和复位良好，但很难完全功能恢复。

术后眼球向同侧偏斜的情况不多见，常见的原因是术中肌肉的嵌塞未完全恢复或填置物压迫眼外肌造成眼位向同侧偏斜，并向对侧运动障碍。术后做牵拉试验如为阳性就足以证明，此种情况再次手术有可能缓解眼位偏斜

20. 感染可能来自鼻旁窦、泪囊、骨折后的无效腔

眼眶骨折修复术后感染是最令人沮丧的事情之一，原因多种多样。尽管填置物的使用均在无菌环境下操作，但其感染的可能时时存在。临床常见的感染多见为以下几种。

（1）来自鼻旁窦的感染

任何眼眶外伤骨折后造成眶腔与鼻旁窦直接或间接的沟通，鼻窦本身并非无菌。如果鼻旁窦原有慢性炎症（这种情况较少，因为慢性鼻窦的感染可引起鼻窦的骨壁增厚，所以骨折较少见）

或外伤后眼眶骨折的出血进入鼻旁窦，长时间也会造成感染。在眼眶手术中将疝入鼻窦的脂肪向眶内分离，如果原鼻窦有感染就有可能造成术后感染的出现，所以眼眶骨折修复术前进行 CT 检查，更好地了解邻近的鼻旁窦的情况，有感染时及时治疗。如果术中分离时发现鼻窦有脓性分泌物或陈旧出血，应小心清除，并用抗生素反复冲洗，防止术后感染的发生；也有可能鼻旁窦没有炎症，但眼眶骨折修复中填置物之间残余出血，导致继发感染；或与鼻旁窦间潜在的沟通，致鼻窦的炎症向眶内蔓延。

（2）泪囊炎

如果原有或外伤引起的泪囊炎，眼眶骨折手术前未及时处理，在手术修复中波及泪囊时，很可能造成术后感染，也可能手术中伤及泪囊或填置物位置靠前压迫泪囊，导致泪道阻塞引起泪囊炎。

（3）骨折后的无效腔感染

眼眶外伤尤其是骨折后，骨折附近的空腔积存出血或流出物，长时间会导致感染。此种情况多发生在眶外壁，因为此处无鼻窦引流。

21. 术中眼球内陷宜过矫1~2mm，但实际有一定困难

眼眶骨折合并的眼球内陷的矫正与复视的矫正一样重要。临床较常见的是矫正不足，而过矫并不常见（尽管理论上都想术中

过矫 1 ～ 2mm，但实际有一定困难，原因是多种多样的）。

眼球内陷欠矫是临床常见的问题，也是医生和患者都欠满意的外观。因为过矫存有一定的风险，且外观上更不被患者所接受。但眼球内陷欠矫在 1mm 左右多数患者是可以接受的。有的欠矫是医生可以预见的，有的是术后数月发生的，或者是不可预见的。

（1）眶容积不足

眼眶爆裂性骨折后眶腔均有一定程度的扩大，即使手术中将所有疝出的脂肪全部恢复至眶内，再修复眶壁，仍有绝大多数患者眼球内陷矫正不足。原因可能是外伤后部分脂肪萎缩或手术中仍有部分脂肪未完全恢复至眶内，多数即使完全恢复脂肪的位置，术后仍感矫正不足。

（2）眼眶骨折的修复材料

目前的眼眶骨折修复材料，尤其是骨片或（预成型）钛网类片状填置物，其实所占的容积很小，即使术后 CT 显示其位置良好，多数也不足以填补眶容积的丢失，往往需要另加一些填置物来矫正眼球内陷。笔者单位近年间所做的百余例预成型钛网修复眼眶骨折手术中发现，2/3 的患者需要另加填置物来矫正眼球内陷，仅一层钛网是远远不够填充眶容积的（即使手术后早期外观还满意，但术后 3 个月多数再次出现眼球内陷）。

（3）填置物放置的位置、角度

即使填置物容积足够大，也可能因为放置的位置、角度等原因而不足以矫正眼球内陷。

（4）框内水肿

手术早期因为眶内水肿，所有眼球内陷矫正的效果尚可，但术后 1 个月多数仍会存在一定程度的眼球内陷，所以术中过矫 1 ～ 2mm 可能效果更好，但并非每例手术都能做到。

（5）缺乏手术精确测量仪器

有些复杂的眼眶骨折或粘连严重的骨折，术中的分离可能很难彻底或根本无法分离，所以眼球内陷的矫正非常困难。目前尚缺乏一种能在手术中精确测量眼球突出度的仪器，多数靠目测，所以可能与实际有出入。当然可能术前测量也有误差。

22. 复视加重或不改善的主要原因为眼外肌嵌塞、填置物压迫或限制眼外肌及神经损伤

眼眶骨折后造成复视，但一些患者会随着眶内水肿或出血的慢慢消退，逐渐好转或消失。眼眶骨折后的复视原因众多，很难用单一因素解释。

眼眶骨折术后复视无改善或加重的原因主要包括：①眼外肌嵌塞未缓解：骨折后邻近的软组织和（或）眼外肌一并向骨折区移位或嵌塞，如果是因单纯肌肉移位引起的复视，手术修复有可能慢慢恢复；如果肌肉嵌塞手术未完全缓解或肌肉嵌塞时间较长，致缺血、缺氧，即使手术成功，其复视也未必完全消失，尤其是儿童眶底裂隙状骨折手术修复后眼球运动仍无明显改善，或

向某一方向无法运动或固定。②术中填置物压迫或限制眼外肌的运动，产生复视加重。③手术本身的创伤引起暂时的眼外肌运动障碍。④眼眶外伤已造成了眼外肌神经的麻痹，仅仅手术很难使其恢复。

如何成为一名优秀的眼眶外科医生

眼眶病是边缘学科，涉及面较广，所以眼眶外科医生培养周期长，一般眼眶外科医生需要在一个相当水平的医院的眼眶病专业至少培养 10 年以上，故眼眶病这个专业需要医生投入毕生精力。不仅具有眼科学的基础，还要学习神经外科、颅底外科、鼻科、整形、颌面外科、神经眼科、内分泌、影像学等专业知识，不断充实。

（1）眼眶解剖

任何一种外科手术，解剖都非常重要，解剖学对诊断和治疗都非常重要，需牢记眶内所有正常标志、每个解剖间隙的结构、每个孔裂走行的神经血管。

（2）眼眶影像诊断

超声、CT 和 MRI 是最常用的眼眶病影像诊断，正是由于现代影像学的发展，才使眼眶病正确诊断率空前提高，也给广大眼眶病患者带来福音。影像学是眼眶病诊断的基础，是每一位从事眼眶病专业的医生必须掌握，而且必须牢记于心的。眼眶骨折的诊断相对简单，而眼眶肿瘤的影像经常出现一种影像可能见于多种疾病，一种疾病存在多种影像表现的现象，只有将这些影像烂熟于心才能做到得心应手，不至于出现重大诊断错误。

（3）相关学科的学习和掌握

眼眶病是边缘学科，不论是诊断还是治疗与相关专业经常有交叉，因为眼眶从解剖上周围是鼻旁窦，上面是颅底，又与颌面关系紧密，眼眶的血管、神经均与颅内联通，所以眼眶病的症状、体征复杂，还有些疾病与全身疾病关系密切等，这足以说明眼眶病涉及之广，所以需要专业医生投入大量精力去学习，不断增长知识。

（4）大量接触患者

手术的数量和质量一般成正比，没有数量就没有质量，眼眶手术更需要大量的临床经验积累。眼眶外科手术的效果与术前、术中和术后均有密切关系，缺一不可。术前对病变的精确诊断；术中对病变的观察，随机应变；术后对患者的恢复密切关注，均有利于获得较好的手术效果。

（5）要有敬业精神和强烈的求知欲

任何医学专业欲做好做精，必须要有敬业精神和求知欲，才有可能做好。努力了不一定都成功，但不努力肯定成功不了。

参考文献

1. McNichols C H, Hatef D A, Thornton J F, et al. A paradigm shift in correcting medial orbital fracture-related enophthalmos: volumetric augmentation through a lateral approach. J Craniofac Surg, 23（3）: 762-766.

2. Gerber B, Kiwanuka P, Dhariwal D. Orbital fractures in children: a review of outcomes. Br J Oral Maxillofac Surg, 51（8）: 789-793.

3. Kashkouli M B, Pakdel F, Sasani L, et al. High-density porous polyethylene wedge implant in correction of enophthalmos and hypoglobus in seeing eyes. Orbit, 30（3）: 123-130.

4. Kim J S, Lee B W, Scawn R L, et al.Secondary orbital reconstruction in patients with prior orbital fracture repair. Ophthalmic Plast Reconstr Surg, 32（6）: 447-451.

5. Kim Y C, Min K H, Choi J W, et al. Patient-specific puzzle implant preformed with 3D-printed rapid prototype model for combined orbital floor and medial wall fracture.J Plast Reconstr Aesthet Surg, 71（4）: 496-503.

6. Lee H, Baek S. Comparison of early fibrovascular proliferation according to orbital implant in orbital floor fracture reconstruction. J Craniofac Surg, 23 (5): 1518-1523.

7. Lee H B, Nunery W R. Orbital adherence syndrome secondary to titanium implant material. Ophthalmic Plast Reconstr Surg, 25 (1): 33-36.

8. Lee H R, Jung G Y, Lee D L, et al. Pediatric orbital medial wall trapdoor fracture with normal computed tomography findings. Arch Craniofac Surg, 18 (2): 128-131.

9. Loba P, Kozakiewicz M, Nowakowska O, et al. Management of persistent diplopia after surgical repair of orbital fractures. J AAPOS, 16 (6): 548-553.

10. Heggie A A, Vujcich N J, Shand J M, et al. Isolated orbital floor fractures in the paediatric patient: case series and review of management. Int J Oral Maxillofac Surg, 44 (10): 1250-1254.

11. Jordan D R, Allen L H, White J, et al. Intervention within days for some orbital floor fractures: the white-eyed blowout. Ophthalmic Plast Reconstr Surg, 14 (6): 379-390.

12. Oh T S, Jeong W S, Chang T J, et al. Customized orbital wall reconstruction using three-dimensionally printed rapid prototype model in patients with orbital wall fracture. J Craniofac Surg, 27 (8): 2020-2024.

13. Chung S Y, Langer P D. Pediatric orbital blowout fractures. Curr Opin Ophthalmol, 28 (5): 470-476.

14. Wei L A, Durairaj V D. Pediatric orbital floor fractures. J AAPOS, 15 (2): 173-180.

15. 肖利华, 王毅. 眼眶骨折的诊断和治疗. 北京: 人民卫生出版社, 2014.

出版者后记
Postscript

科学技术文献出版社自1973年成立即开始出版医学图书，40余年来，医学图书的内容和出版形式都发生了很大变化，这些无一不与医学的发展和进步相关。《中国医学临床百家》从2016年策划至今，感谢600余位权威专家对每本书、每个细节的精雕细琢，现已出版作品近百种。2018年，丛书全面展开学科总主编制，由各个学科权威专家指导本学科相关出版工作，我们以饱满的热情迎来了《中国医学临床百家》丛书各个分卷的诞生，也期待着《中国医学临床百家》丛书的出版工作更加科学与规范。

近几年，中国的临床医学有了很大的发展，在国际医学领域也开始崭露头角。以北京天坛医院牵头的CHANCE研究成果改写美国脑血管病二级预防指南为标志，中国一批临床专家的科研成果正在走向世界。但是，这些权威临床专家的科研成果多数首先发表在国外期刊上，之后才在国内期刊、会议中展现。如果出版专著，又为多人合著，专家个人的观点和成果精华被稀释。为改变这种零落的展现方式，作为科技部所属的唯一一家出版机构，我们有责任为中国的临床医生提供一个系统展示临床研究成果的舞台。为此，我们策划出版了这套高端医学专著——《中国医学临床百家》丛书。

　　"百家"既指临床各学科的权威专家，也取百家争鸣之义。

　　丛书中每一本书阐述一种疾病的最新研究成果及专家观点，按年度持续出版，强调医学知识的权威性和时效性，以期细致、连续、全面展示我国临床医学的发展历程。与其他医学专著相比，本丛书具有出版周期短、持续性强、主题突出、内容精练、阅读体验佳等特点。在图书出版的同时，同步通过万方数据库等互联网平台进入全国的医院，让各级临床医师和医学科研人员通过数据库检索到专家观点，并能迅速在临床实践中得以应用。

　　在与作者沟通过程中，他们对丛书出版的高度认可给了我们坚定的信心。北京协和医院邱贵兴院士说"这个项目是出版界的创新……项目持续开展下去，对促进中国临床学科的发展能起到很大作用"。中国人民解放军第二军医大学孙颖浩校长表示"我鼓励我国的泌尿外科医生把自己的创新成果和宝贵的经验传播给国内同行，我期待本丛书的出版"；北京大学第一医院霍勇教授认为"百家丛书很有意义"。我们感谢这么多临床专家积极参与本丛书的写作，他们在深夜里的奋笔，感动着我们，鼓舞着我们，这是对本丛书的巨大支持，也是对我们出版工作的肯定，我们由衷地感谢作者的支持与付出！

　　在传统媒体与新兴媒体相融合的今天，打造好这套在互联网时代出版与传播的高端医学专著，为临床科研成果的快速转化服务，为中国临床医学的创新及临床医师诊疗水平的提升服务，我们一直在努力！

科学技术文献出版社